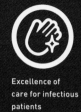

Excellence of
care for infectious
patients

感染管理

ナースポケットブック

編集

吉田 理香
東京医療保健大学大学院
医療保健学研究科感染制御学 教授

医学監修

小西 敏郎
東京医療保健大学 副学長
医療栄養学科長 教授

JN021381

Gakken

編集者・執筆者一覧

〈編集〉

吉田　理香　　東京医療保健大学大学院医療保健学研究科感染制御学 教授

〈医学監修〉

小西　敏郎　　東京医療保健大学副学長・医療栄養学科 教授

〈執筆〉

金澤　晶雄　　順天堂大学医学部総合診療科学講座 助手

堀　　賢　　　順天堂大学大学院医学研究科感染制御科学 教授

吉田　理香　　（前掲）

黒須　一見　　国立感染症研究所薬剤耐性研究センター第四室，
　　　　　　　実地疫学研究センター（併任）主任研究官

大久保　憲　　平岩病院 院長／東京医療保健大学 名誉教授

藤田　直久　　京都府保健環境研究所 所長／京都府立医科大学 特任教授

山本　剛　　　大阪大学大学院医学系研究科 変革的感染制御システム開発学
　　　　　　　寄附講座 講師／感染制御学講座

一木　薫　　　兵庫医科大学病院感染制御部 副部長／看護部 次長／
　　　　　　　感染管理認定看護師

岡本みちる　　三菱神戸病院 総看護師長／感染管理認定看護師

嶋　雅範　　　三菱京都病院 看護部長／感染管理認定看護師

四宮　聡　　　箕面市立病院感染制御部 副部長／感染管理認定看護師

藤田　烈　　　国際医療福祉大学大学院医学研究科公衆衛生学分野 准教授

石田恵充佳　　東京医科歯科大学病院／集中ケア認定看護師／
　　　　　　　感染症看護専門看護師

千葉　均　　　千葉大学医学部附属病院感染制御部 看護師長／
　　　　　　　感染管理認定看護師

谷口　弘美　　東葛クリニック病院看護部 看護部長／認定看護管理者／
　　　　　　　感染管理認定看護師

進藤　亜子　　がん・感染症センター都立駒込病院内科外来 看護師長／
　　　　　　　感染管理認定看護師

網中眞由美　　国立看護大学校感染看護学 准教授／感染管理認定看護師

〔執筆順〕

はじめに

　本書を手に取っていただき，心より御礼申し上げます．本書は，感染対策の「基本のキ」となる内容をわかりやすくコンパクトに網羅しています．

　近年，世界を震撼させた新型コロナウイルス感染症のパンデミックで，医療従事者だけでなく，医療に携わらない一般の人々にも感染対策の重要性が認識されるようになりました．全国の医療施設だけでなく高齢者福祉施設でも感染対策の見直しが求められ，組織としてはもちろんですが，個人としても医療従事者一人ひとりが適切な感染対策の知識と技術をもち実施することが今まで以上に求められています．

　病原体は目に見えず得体のしれないものとして，患者さんだけでなく医療従事者にも恐怖と不安感を与えます．しかし，どのような病原体であっても，標準予防策・感染経路別予防策を基本とする感染対策に大きな違いはありません．編者はどのような感染症の脅威にさらされても感染制御の基本方針が大きく変わることはないと考えています．

　しかし，何が基本なのか十分に理解していないと間違った対策をしたり，コストばかりがかかりモノや時間の無駄になりかねません．

　編者は「感染対策が苦手」，「細菌の名前が難しい」，「いまさら標準予防策について人に聞けない」，「標準予防策は手洗いと個人防護具を着脱することだけでは」などの声を現場の方から聞いてきました．本書では，そういった現場の声を踏まえて，新人ナースからベテランナースまで日常的に知っておくべき感染対策を実践現場で活用できるポケットブックとして一冊にまとめています．

　本書の内容は，日本における感染制御の第一人者の専門家に，感染対策の基本から標準予防策，経路別感染予防策，洗浄・消毒・滅菌，感染症に関わる検査と病院で問題となる微生物，医療器具・処置関連の感染対策，医療関連感染サーベイランス，部門別感染管理，職業感染対策など，わかりやすくご執筆いただきました．諸先生方には心より感謝申し上げます．

　また本書では，自施設の感染対策のポイントや使用する備品名などを直接書き込めるようにしているので，あなただけのマイブックを作成することができます．

　本書をご活用いただくことで，曖昧な知識からステップアップして，感染対策の根拠を理解して行動につながる手掛かりとしていただき，日々実践現場にいる皆様に役立つ一冊になれば幸いです．

2024 年 4 月
東京医療保健大学大学院 医療保健学研究科感染制御学 教授

吉田 理香

Contents

第1章 感染対策の基本

第2章 標準予防策

第3章　感染経路と感染経路別予防策

第4章　洗浄・消毒・滅菌

第5章　感染症に関わる検査と病院で問題となる微生物

正しい検体採取の方法と結果

付録

Column

本書の特徴と活用法

● 本書では,施設ごとで個別性の高い項目は,自施設の方法
を書き込めるように空欄にしています.

● その他,先輩から学んだポイントやコツ,気をつけなけれ
ばならないことなど,必要な情報をどんどん書き込んで,あ
なただけの1冊に育ててください.

カバー・本文デザイン:星子卓也
本文イラスト:青木隆デザイン事務所(青木隆,青木福子)

感染対策の基本

1

ICC

目的	*感染対策委員会（ICC）の目的や役割について理解する * ICCの実際の運用について理解する

感染対策委員会（ICC）とは（図1）

- ICCは，病院全体の感染対策を行っていくなかで，感染対策にかかわる事項の最高意思決定機関である[1-4]．

- 病院長または診療所長は，院内感染対策など医療安全の確保に関して責任をもち，積極的に推進することが義務づけられている[3-5]．したがって，ICCで決定した事項については，すべての職員に対し実行させる責任を負っている．

- ICCで決定された事項については，病院の診療方針の一部として，関連するすべての部署が直ちに対応する義務がある[4]．

  ・ICCで決定した事項は，院内で速やかに実現できるよう，感染対策チーム（ICT）が支援を行う[5]．

- 医療法ではすべての医療機関において，①院内感染対策の指針の策定，②委員会の開催（無床診療所と入所施設のない助産所は除く），③従業者に対する研修の実施，④感染症の発生状況の報告と改善のための方策の実施，からなる4つの病院感染対策の骨子とその体制確保を義務づけている[1,2]．

- ICCは月1回程度定期的に開催し，委員は全出席

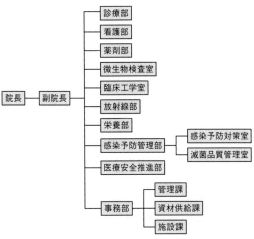

図1 》当院（順天堂医院）での感染対策委員会の構成

が必須条件とされている[1-4]。

自施設の委員会の構成を記載

....

....

....

....

....

....

....

....

....

....

....

....

ICCの実際の運用について

[ICCの構成員]

- ICCの構成員は，病院長または診療所長，看護部長，薬剤部門の責任者，検査部門の責任者，事務部門の責任者，感染症対策に関し相当の経験を有する医師を必ず含むことと定められている[1-4]．
  - 上記の他に，施設管理者や関連する部門から構成員を追加派遣してもよい．たとえば，医療機器の供給，施設設備や空調などにかかわる決定事項を円滑に実行するためにも，資材供給課や施設課などの責任者も参加することが望ましい[3,5]．

[ICCの運用]

- ICCでは，各病棟の微生物学的検査に係る状況などを記した「感染情報レポート」が週1回程度作成され，十分に活用される体制がとられていること[4]．
- ICCでは，感染対策上のリスクが高く，解決への優先度が高い課題を中心に，議論を行うこと[3]．
  - ICCは感染対策に関する議論の場である一方で，すべての事案についての議論をICCで尽くすことは時間的な制約から不可能である．実施の必要性が明らかな施策については，事前に各部署への確認と手続きを進めておいて，委員会は決定承認の場としてスムーズに運用することが肝要である[5]．
- ICTの活動状況や院内感染サーベイランス活動，薬剤耐性菌の発生などについての報告と必要な対策を検討すること[3]．

自施設の ICC の構成員と連絡先を記載

ICCの効果的運用

- ICCを効果的に運用するには，病院全体で感染対策を担っていくという意識づけが重要となる．
- それぞれの部署が施設横断的に連携しあうことが重要であり，有事の際に相談しあえる環境にしていくことが肝要である．

引用・参考文献

1) 医療法：第3章第1節 医療安全の確保のための措置
2) 医療法施行規則：第1章の3 医療の安全の確保
3) 国公立大学附属病院感染対策協議会編：第1章 病院感染対策の体制・組織・地域連携．病院感染対策ガイドライン2018年版（2020年3月増補版），p3-9，じほう，2020
4) 保医発0305第2号：基本診療料の施設基準等及びその届出に関する手続きの取扱いについて，別添2 入院基本料等の施設基準等 第1（令和2年3月5日）
https://www.mhlw.go.jp/content/12400000/000638414.pdf より2023年9月10日検索
5) 堀賢編：感染制御を支えるインフラストラクチャーとネットワーク．感染対策実践マニュアル 第3版 −考え方と運営のポイント，p9-17，じほう，2015

目的	*感染対策チーム（ICT）の目的や役割について理解する *ICTの感染対策業務について理解する *リンクナースやリンクドクターについて理解する

ICTとは

- 感染対策チーム（ICT）は，病院感染対策の実働を担う多職種で構成される感染対策の専門チームである．

- ICTは，厚生労働省通知[1]では"病床規模の大きい医療機関（300床以上が目安）において，医師，看護師，薬剤師および検査技師からなる感染制御チームを設置し，定期的に病棟ラウンドを行うこと"と規定されている．

- ICTは，感染対策向上加算において診療報酬として評価がなされている．

ICTのメンバーとその役割[2]

- ICTは医師（ICD：感染制御医師），看護師（ICN：感染制御看護師），臨床検査技師，薬剤師，事務によって構成される（**図1**）．

- ICTの役割の根幹は，「院内での感染経路を断つ」ための対策とその評価を行っていくことで「患者の安全」「医療従事者の安全」を守ることである．

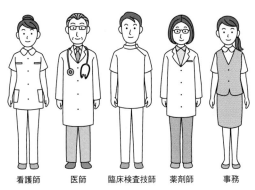

看護師　　医師　　臨床検査技師　　薬剤師　　事務

図1 》ICT のメンバー

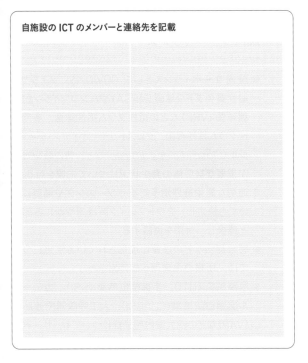

自施設の ICT のメンバーと連絡先を記載

院内ラウンド

- ICT は，院内ラウンドを定期的に実施することが求められる．
- ラウンドでは，各部署の感染対策の実施状況や院内環境の確認と整備を，チェックリストなど用いて網羅的に実施する．
- 明らかになった問題点を現場と共有できるようなフィードバックを行い，現場主導で改善に結びつけていくことが重要である．

院内サーベイランス

- 院内サーベイランスとして，COVID-19，メチシリン耐性黄色ブドウ球菌（MRSA）やバンコマイシン耐性腸球菌（VRE）などの耐性グラム陽性球菌，多剤耐性グラム陰性桿菌，クロストリディオイデス・ディフィシル（*Clostridioides difficile*）など，特に感染対策が重要な病原体の発生状況について把握を行う．
- 適切な感染経路別予防策，ゾーニングや隔離についても決定し，アウトブレイク時は速やかに各部署と連携し，対応を協議する．
- 感染症法などの法律に規定されている疾患については，所轄の保健所へ届け出を行う．
- 尿路感染（UTI），手術部位感染（SSI），カテーテル関連血流感染（CLABSI），人工呼吸器関連肺炎（VAP）などの四大院内感染症についても，サーベイランスを行っていき，ケアバンドル（p.208）などを利

用しながら院内全体で標準化した感染対策を進める.

● 手指衛生の実施評価として，アルコールゲルの使用量やオーディット（直接観察）による適切な手指衛生の遵守率をモニタリングし，該当部署の改善への取り組みのサポートを行う.

● これらの結果をもとに，病院内での課題を整理しながら年間計画を作成し，その実行と評価を行うことが必要である.

院内感染症対策の教育と啓発，マニュアルの作成

● 医療法では，院内での感染対策マニュアルの整備や職員への院内感染対策講習の実施が定められている.

● 標準予防策と各種病原体への対応や診療における感染対策についての感染対策マニュアルを作成する.

● 感染対策にかかわる医療処置，洗浄・消毒・滅菌など医療器材にかかわる運用，清掃などのマニュアル作成に参画する.

職業感染対策

● ワクチン接種や曝露後予防投与など，病原体曝露前後での対応を行う.

● 針刺し事故への対応と改善に向けた医療器材の整備や，医療者への教育を進める.

● N95レスピレーターのフィットテストの実施など，適切な感染防護装備を提供する.

● 体調不良者の職員に対し就業自粛指示を行う.

感染対策の地域連携

● 地域の加算連携施設や保健所などと連携し，地域全体での感染対策の情報共有や，現場視察とスタッフの相互指導，新興感染症対策を行っていく.

リンクナース，リンクドクター

● ICTだけでは，院内のすべての部署における感染対策上の問題点の早期抽出や現場指導をくまなく行うことは，マンパワー的に困難である.

● 現場ごとの感染対策のリーダー的な役割を担うリンクナース，リンクドクターなどのリンクスタッフを育成し，感染対策室と連携を行うことが必要となる.

　・ICTは院内感染対策の中心を担いながら実働部隊としても責任を担う組織である.一方で，現場のスタッフがICTにやらされているという認識では物事はうまく進まない.

　・あくまで各現場主任，リンクナース，リンクドクターが主体性をもって感染対策のプランニングと教育に参画し，ICTがそのサポートを行いながら，医療者個人が実践する体制をつくり上げることが，持続的な感染対策の構築に肝要である.

Memo

自施設のリンクナース，リンクドクターと連絡先を記載

引用・参考文献

1) 医政地発 1219 第 1 号：医療機関における院内感染対策について（平成 26 年 12 月 19 日）
https://www.mhlw.go.jp/content/10800000/000845013.pdf より 2023 年 8 月 25 日検索
2) 平成 15 年度 厚生労働科学研究費補助金（厚生労働科学特別研究事業）分担研究報告書：医療施設における院内感染（病院感染）の防止について
https://www.mhlw.go.jp/topics/2005/02/dl/tp0202-1.pdf より 2023 年 8 月 25 日検索

Memo

....

....

....

....

....

目的	*抗菌薬適正使用支援チーム（AST）の目的や役割について理解する ＊ASTの実際の業務について理解する

ASTとは

- 抗菌薬適正使用支援チーム（AST）は，院内の抗菌薬適正使用支援（AS）を推進するために，医師，薬剤師，検査技師，看護師を中心に多職種で構成される院内チームである．理想的には感染対策チーム（ICT）とは別組織であることが望ましいが，規模の小さい医療施設ではICTと兼任することも多い．

- 世界的に薬剤耐性菌による医療関連感染症は大きな課題となっており，新規抗菌薬の開発を上回る勢いで耐性菌の増加が懸念されている．

- 2015年5月の世界保健総会では「薬剤耐性（AMR）に関するグローバル・アクション・プラン」が採択され，加盟各国において薬剤耐性に関する国家行動計画を策定することを求められた．

- 日本国内でも耐性菌問題への対策として「薬剤耐性（AMR）アクションプラン」が2016年から運用開始されており，2023年にアップデートされた．

- 最新の2023年アクションプラン[1]では，①普及啓発・教育，②動向調査・監視，③感染予防・管理，④抗微生物剤の適正使用，⑤研究開発・創薬，⑥国際協力の6つの分野についてプランを明示し

ながら，ヒトと畜産業界において耐性率や抗菌薬
の使用量の具体的な目標値を設定している．

● 一般に，薬剤耐性菌は広域抗菌薬への曝露が多
剤耐性化のリスクのひとつとなる．

● ASTは抗菌薬適正使用支援プログラム（ASP）を制
定し，院内の抗菌薬使用のモニタリングと症例へ
のフィードバックをすることで，感染症治療の臨床
アウトカム向上と耐性菌発生の抑制を目標とする．

● ASTの設立と活動に対しては，抗菌薬適正使用
支援加算において診療報酬の点でも増収・増益に
つながる裏づけがなされている．

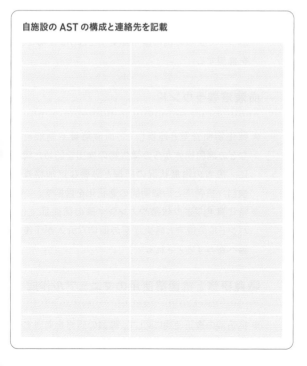

自施設の AST の構成と連絡先を記載

特定抗菌薬使用への観察と使用についてのフィードバック

....

● 広域スペクトラムの抗菌薬，温存が必要な抗MRSA薬や多剤耐性グラム陰性桿菌用の抗菌薬は，特定抗菌薬として届け出制や事前許可制を敷きながら，必要性について監査と使用量のモニタリングを行う．

● 特に長期使用例では継続の妥当性を評価し，起因菌と薬剤感受性が判明しており狭域の抗菌薬が使用可能な場合は，de-escalation（培養結果に基づいて狭域の抗菌薬へ変更または中止すること）を推奨する．

血液培養ラウンド

....

● 微生物検査室と連携して，血液培養や髄液培養などの無菌検体からの微生物の検出を認めた場合に，患者の治療状況の把握と必要な追加検査の検討，抗菌薬と治療期間の適正化を目指す．

● 特に黄色ブドウ球菌やカンジダ属の菌血症では，バンドルの遵守と感染症医の適切な介入が予後改善へ寄与するとされる[2,3]．

職員研修と抗菌薬使用のマニュアル作成

....

● 抗菌薬の適正使用に関して，職員の研修を実施する．
　・抗菌薬適正使用支援加算では年2回程度が求

めXられXている[4].

● 院内の抗菌薬使用に関するマニュアルを作成し，抗菌薬選択について標準化を推進する.

感染症コンサルタント

● 難治症例や薬剤耐性菌が関与した症例などについて，担当医からのコンサルトを受ける.

● 診断の見直し，追加すべき検査，選択するべき抗菌薬や治療期間についてアドバイスを行う.

抗菌薬使用，薬剤耐性菌のモニタリングと評価

● 抗菌薬の使用量や血液培養2セット採取率, de-escalation実施率, 治療薬物モニタリング(TDM)などをプロセス指標として評価する. また, アウトカム指標として耐性菌の発生率や感染症の発生率の評価をする.

● これらのデータをもとに，次年度のASPとその目標を設定していく.

● 使用データと医学的な必要性を検討しながら，院内で採用する抗菌薬について，取捨選択し整理を行う.

AST活動におけるポイント

● ASTは多職種がそれぞれの専門的な視点をもちながら，お互いの立場と考え方を尊重し，運用していく必要がある.

● ASTの活動を円滑に行うためには，実際に抗菌薬を使う担当医とのコミュニケーションが重要である．

・症例ごとの背景や事情を考慮しながら，ASTからの一方的な推奨ではなく，より良い治療のために担当医との双方向的な関係性を目指していくことが重要である．

引用・参考文献

1) 国際的に脅威となる感染症対策の強化のための国際連携等関係閣僚会議：薬剤耐性（AMR）対策アクションプラン（2023-2027），令和5年4月7日
https://www.mhlw.go.jp/content/10906000/001092868.pdf
より2023年8月25日検索

2) Mejia-Chew C et al：Effect of infectious disease consultation on mortality and treatment of patients with candida bloodstream infections: a retrospective, cohort study. Lancet Infect Dis 19 (12): 1336-1344, 2019

3) Sherbuk JE et al：Improved mortality in Staphylococcus aureus bacteremia with the involvement of antimicrobial stewardship team and infectious disease consultation. Infect Control Hosp Epidemiol 40 (8): 932-935, 2019

4) 厚生労働省：医療法改正の概要（平成18年6月公布，平成19年4月施行）
https://www.mhlw.go.jp/shingi/2007/11/dl/s1105-2b.pdfより2023年8月25日検索

Memo

....

....

....

....

....

....

....

病院建築と空調設備

医療環境

<table>
<tr><td>目的</td><td>＊医療環境について理解する
＊医療環境で必要な4つのルールについて
　理解する
＊安全な医療環境を維持するために必要な
　管理について理解する</td></tr>
</table>

医療環境とは

● 医療環境とは，医療施設において，患者，訪問者，医療従事者をとりまくあらゆる環境を指す包括的な概念である．安全な医療環境を整えることは，質の高い医療を提供する上で不可欠である．

● 医療環境管理は，感染対策担当者に加え，ユーティリティ（空調，水，電気，ガス，通信），建築・改築・解体工事，清掃，洗濯，危険物質，安全（セーフティ），セキュリティ，医療機器・器具・材料，災害・火災などの領域の専門家を中心に，病院で働くすべての職員が総力を挙げて取り組む必要がある．

医療環境で必要な4つのルール

● 安全な医療環境の提供は，以下の4つのルールを遵守することが必要である（**図1**）．

1. 塵埃がないこと（ダストフリー）

● ホコリの中には，微生物が潜んでいる．医療環境では，極力ホコリがないように清潔を維持しなけ

ればならない.

2. 湿潤環境がないこと(ウェットフリー)

● ホコリの中に潜む微生物は,適度な温度と湿度が
あれば,勝手に増殖をはじめてしまう.したがって,
手洗いシンクや流し台などの水廻りは,使用後に
水分をふき取り,常に乾燥状態を維持しなければ
ならない.

3. 清潔と不潔が,完全に分離していること(清潔・不
潔のゾーニング)

● せっかくの清潔な物品でも,不潔な場所に保管し
たり不潔な物品のそばに置くと,汚染されてしま
う.したがって,清潔なものは清潔なエリアへ保
管し,不潔なものは不潔なエリアに保管し,両者
が混在しないようにする必要がある.

4. 物流が,清潔から不潔へ一方通行であること(ワ
ンウェイ)

● 清潔な物品(未使用の医療材料,リネン,医療機
器・器械,薬剤など)を使用した後は,必ず不潔
エリアに運搬すること(一方通行:ワンウェイ).決
して,使用後の物品を清潔エリアに直接返却して

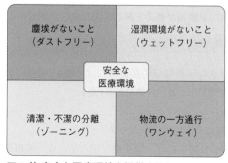

図1 》 **安全な医療環境を提供する4つのルール**

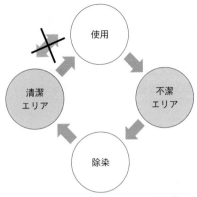

図2 》物流の清潔から不潔への一方通行（ワンウェイ）ルールについて

清潔エリアから持ち出した物品（医療材料, リネン）, 医療機器・器械, 薬剤などすべてのものは, 使用後に不潔エリアに運搬し, 決して清潔エリアに直接返却しないこと.

はならない（二方向：ツーウェイ）. 物品を清潔なエリアに戻すには, 必ず除菌・除染を完了してからにする（**図2**）.

安全な医療環境を維持するために必要な管理

● 安全な医療環境を維持をするためには,「管理ができている状態」を創り出すことが必須である.

●「管理ができている状態」とは, 以下の<u>1と2の両者が満たされた状態</u>である. どちらが欠けても, 安全に管理された状態とはいえない.

1. いつ, 誰が, 何をすることが定められていること
2. 実施が記録で確認できること

空調管理①

目的	*換気方式と換気状態を理解する *換気の改善性について理解する

換気方式と換気状態の確認（図1）

[換気方式]

● 換気方式は2つに大別される．1つは窓を開けて換気をする「窓開け換気方式」，もう1つは「機械式換気装置」である．後者には通常，窓がない．

[換気状態]

● 部屋の換気状態はCO_2モニターで客観的に評価できる．非分散型赤外線分光方式（NDIR方式）で，自動校正機能が付いたものが推奨される．

● 設置場所は最も換気状態が悪そうな場所，具体的には①窓やドアから遠い場所，②物陰など風通しが悪そうな場所，③風の通り道から遠い場所が最適である．

● 逆に，換気扇や換気口に近い場所，人の息が直接かかる机の上などは避ける．窓を閉めた状態で，通常の診療を行っている時間帯で測定する．一般に，CO_2濃度が1,000ppmを超える場所は，換気が不足しているので改善が必要である．

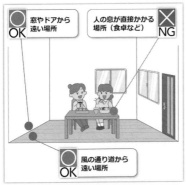

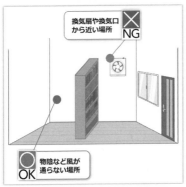

図1 》集団生活の感染を防ぐための換気対策

(文献 1 より引用)

換気が悪い時の対処法

● 室内のCO_2濃度が1,000ppmを常に下回っていれば，追加の対処は必要ない．ほとんどの時間帯で1,000ppmを超える場合には，ただちに使用を中止して，空調の専門業者に相談する．

● 一時的に1,000ppmを超える時間帯がある場合には，**表1**に示す対処を行う．これらを行っても改善しない場合にも，専門業者に相談する．

表1 》換気を改善する対処法の一覧

換気を改善する対処法
1. サーキュレーターで部屋の空気を循環させて，空気のよどみを解消する
2. 部屋の定員を設定する
3. 窓が開く場合は，窓開け換気を行う
4. 窓が開かない場合は，以下のいずれかを行う ①機械式換気装置の風量を増加させる ②空気清浄機を設置する（CO_2濃度による換気評価はできなくなる）

自施設での換気で注意すべき点を記載

引用・参考文献

1) 内閣府新型コロナウイルス感染症対策室：集団生活の感染を防ぐための換気対策　保育所等及び高齢者施設の事例集．2023年11月
   https://www.cas.go.jp/jp/caicm/proposal/pdf/kanki_jirei_kaisetsu_20231121.pdfより2023年12月25日検索

空調管理②（感染症診療区画）

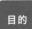
目的

＊院内の清浄度区分について理解する
＊陰圧と陽圧の隔離室と圧力差について理解する

院内の清浄度区分

● 院内の各エリアは，清浄度の高低にしたがって5段階にクラス分けされている[1]．

● インプラント植え込み手術では，HEPAフィルターでろ過した微生物の混入がほとんどない清浄な空気で満たされたウルトラクリーン手術室（クラスⅠ）で行われている．

表1 》 清浄度クラスと該当室の一覧

清浄度クラス	区域名称	該当室
Ⅰ	高度清潔	超清浄（ウルトラクリーン）手術室
Ⅱ	清潔	一般手術室，易感染患者用病室
Ⅲ	準清潔	血管造影室，手術ホール，集中治療室（含むNICU），分娩室（含むLDR），組立・セット室
Ⅳ	一般	一般病室，新生児室，人工透析室，救急外来（処置・診療），待合室，X線撮影室，内視鏡室（消化器），理学療法室，一般検査室，既滅菌室，調剤室，製剤室
Ⅴ	汚染管理	空気感染隔離診察室・隔離病室 内視鏡室（気管支），細菌検査室，仕分・洗浄室 RI管理区域諸室，病理検査室，解剖室
	拡散防止	患者用トイレ，使用済リネン室，汚物処理室，霊安室

（文献1を一部抜粋して作成）

- 一般手術はクラスⅡ，集中治療室はクラスⅢ，一般病室はクラスⅣ，感染症診療や汚物処理室はクラスⅤとなっている（**表1**）．
- 緊急時を除いて原則的には，各々の診療内容にふさわしい清浄度クラスの区分で適切に実施されるようにする必要がある．

自施設の清浄度区分を記載

....

....

....

....

....

....

陰圧と陽圧の隔離室と圧力差について

- 空気感染やエアロゾル感染を起こす感染症に罹った患者は，他者への感染拡大を防止するために，診察室や隔離室の室内気圧を廊下側よりも低圧（陰圧）にすることで，汚染された空気が室外に漏洩することを防いでいる（感染隔離）[1, 2]．
- 逆に，感染症に対する抵抗力（免疫力）が弱っている患者（例：骨髄移植直後の患者）を感染症から守るために，清浄な空気で病室を満たし，室内気圧を廊下側よりも高圧（陽圧）にすることで，汚染された空気が室内に流入しないようにしている（保護隔離）[1, 2]．

● 陰圧室は，室外から室内へ空気が流入するが，室外への漏出はない．陽圧室は，室内から室外へ空気が流出するが，室内への流入はない（**図1**）．
● より厳密に管理するためには，それぞれの隔離室に前室を設置し，同時に前後のドアを開かないようにして気密性を保つ．

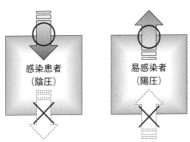

図1 》 **陰圧室（感染隔離用）と陽圧室（保護隔離用）の圧力差と空気の流入方向**

引用・参考文献
1) 一般社団法人日本医療福祉設備協会編：病院設備設計ガイドライン（空調設備編）病院空調設備の設計・管理指針．一般社団法人日本医療福祉設備協会，2022
2) 米国疾病予防センター：隔離予防策のためのCDCガイドライン．メディカ出版，2007

Memo

感染成立の要素と対策

目的 ＊感染成立の要素を理解する

汚染，定着，感染症の違い（表1，図1）

- 汚染：傷の表面に微生物が存在しているが，増殖していない状態のこと．
- 定着：傷の表面に微生物が増殖しているが，人体からの免疫反応がない状態のこと．明らかな病気の徴候はないが，通常の日常活動を通じて微生物を周囲の環境やほかの患者に広める可能性がある．
- 感染症：傷の表面に微生物が増殖し，人体からの免疫反応が起き，その結果，発赤，発熱，疼痛，腫脹など明らかに病気の徴候が出ている状態．定着と同じく日常活動や診療行為によって微生物を周囲の環境やほかの患者に広める可能性があり，その可能性は定着状態よりも高い．

表1 》 汚染，定着，感染症の違い

	傷表面の菌の存在	菌の増殖	免疫反応と病気の徴候	周囲環境や他の患者への伝播
汚染	○	×	×	△ 医療従事者の手指を介して
定着	○	○	×	○
感染症	◎	◎	○	◎

汚染　　　　　　定着　　　　　　感染症

図1 》 汚染, 定着, 感染症の違い

汚染は, 単に創部に病原体が付着した状態. 定着は, 創部に病原体が付着し, さらに増殖した状態だが, 人体からの免疫反応を起こしていないために炎症徴候が見られない状態. 感染症は, 創部で病原体が増殖し, さらに人体からの免疫反応を起こし炎症徴候が見られている状態.

感染症成立の要素

● 感染症が成立するためには, 人体に侵入する菌が, 人の防御システムである①皮膚および②免疫力に打ち勝って増殖をし続ける必要がある.

① 天然のバリアである皮膚に傷がつくと, 菌が人体に侵入しやすくなる. 外傷のほかにも, 医療処置や手術がきっかけになって, 感染症が成立しやすくなる.

② 免疫力が弱くなった人では, 人体に侵入した菌を除去できなくなり, 感染症に罹りやすくなる. がん・持病の悪化, 抗がん薬や免疫抑制剤の投与などがきっかけになると, 感染症が成立しやすくなる.

汚染, 定着, 感染症への処置・治療

● 汚染の場合には, すみやかに洗浄や消毒で除去する. 定着の場合には, 病気を起こしていないので, 菌を除去するためだけに洗浄や消毒などを行うことは不要である (整形外科の手術前など, 限られた手術・処置の前に除去を試みることはある[2]).

● 感染症の場合には, 傷局所に対しては洗浄と消毒を行い, 全身に対しては抗菌薬を投与する[1, 2].

汚染，定着，感染症に対して必要な感染対策

● 手指衛生は，微生物を周囲の環境やほかの患者に広げないために，すべての状態で必要である[1, 2]．

● 感染症法に指定された感染症（1類から5類まである）や薬剤耐性菌（抗菌薬が効かない微生物）の保菌者の場合には，手袋やエプロンを着用したり，個室や隔離室へ隔離をすることがある[1, 2]．詳しくは感染対策チームの指示に従う．

引用・参考文献

1) 米国疾病予防センター：隔離予防策のためのCDCガイドライン．メディカ出版，2007
2) SHEA/IDSA/APICの実践勧告：急性期ケア病院におけるMRSAの伝播と感染予防のための戦略：2022年改訂版．SHEA/IDSA/APIC，2022

Memo

....

....

....

....

....

....

....

....

....

....

第 2 章

標準予防策

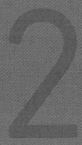

標準予防策(スタンダードプリコーション)の考え方

目的　＊標準予防策とは何かを理解する

標準予防策の背景

- 「標準予防策(スタンダードプリコーション)」は,1996年に米国疾病管理予防センター(CDC)が,隔離予防策のガイドラインで公開した感染制御における基本的な考え方である[1]. 現在では世界的に標準的な感染予防策の考え方である.

標準予防策の基本的な考え方[1]

- 「すべての人の血液,体液,汗を除く分泌物,排泄物,粘膜,損傷した皮膚を感染の可能性のあるものとして取扱う感染予防策である」という考え方である.

- これは,感染性のある疾病をもっている人に対して感染対策をするだけでなく,あらゆる人に対して感染予防を行う対策である.

- 理由は,感染症とわかっている人は氷山の一角ともいわれており,①外来や入院しているすべて患者に対して感染性の有無が明らかになる検査をしていない,②感染症の病原体には潜伏期間があるため,その期間に検査をしても正確な結果が出ない,③未知の病原体や検査ができない病原体があるな

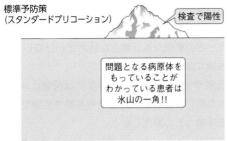

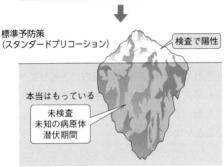

図1 》標準予防策の考え方

どである(**図1**).

標準予防策の目的

● 人の湿性生体物質やこれらに含まれている可能性
  のある病原体が,人の手指や医療器材,環境表
  面を介して伝播することで起こる交差感染を防ぎ,
  医療従事者や患者を感染から守ることである.

感染のリスク

● 現代の医療では感染に関するリスクは大きい.新

型コロナウイルスなどの新しいウイルスの出現（新興感染症）がある可能性があり，ウイルスだけでなく，どの病院でも注意しなければいけない薬剤耐性菌に関するリスクもある.

- 医療やケアについては，高度先端医療に伴いリスクの高い侵襲的処置の増加や高度で長時間にわたる手術などの課題もある.

- 患者のリスクとしては，超高齢化や基礎疾患（糖尿病，肥満，高血圧など）をもっている患者が増えている現状がある．さらに，国際化や交通手段の簡便化が人の往来を頻繁にすることで，日本では認められなかった病原体が国内に入るリスクも考えられる．そのため，感染症とわかってから行動しても遅く，標準的な感染予防策を日常的に実施することが求められる.

標準予防策の内容

- 標準予防策には，大きく分けて表1に示す内容が含まれている．ひとつひとつの内容を十分に理解することが重要である.

- 標準予防策を実施しているかどうかは，手指衛生とPPEの着脱だけではなく，表1に示すすべての項目が実施できて初めて標準予防策をしているといってよい.

表1 》》 標準予防策の内容

- ・適切な手指衛生を行う.
- ・適切な個人防護具（PPE）の着脱を行う.
- ・呼吸器衛生／咳エチケットを行う.
- ・適切な患者配置を行う.
- ・ケアに使用した器材を適切な方法で取扱う.
- ・患者周囲の環境対策として適切な環境整備を行う.
- ・リネンや廃棄物の取扱いに注意する.
- ・適切な注射針・鋭利な器具の取扱い.
- ・安全な注射手技を行う.
- ・腰椎穿刺の時にサージカルマスクを着用する.

自施設の標準予防策を記載

....
....
....
....
....
....
....
....
....
....
....

標準予防策と感染経路別予防策の関係

- ●「標準予防策」は, 人や器具から他の人へ感染を拡大しないようにするためのものである.
- ●「手洗いだけ実施しておけばよい」とか「マスクだけ着用しておけばよい」というものではない. 内容を理解して対応することが重要である.

● 標準予防策がすべての感染予防策の基本である．
感染経路別予防策はこの標準予防策をベースに追
加して行う二重防衛，二段階防衛をする必要があ
る（**図2**）．

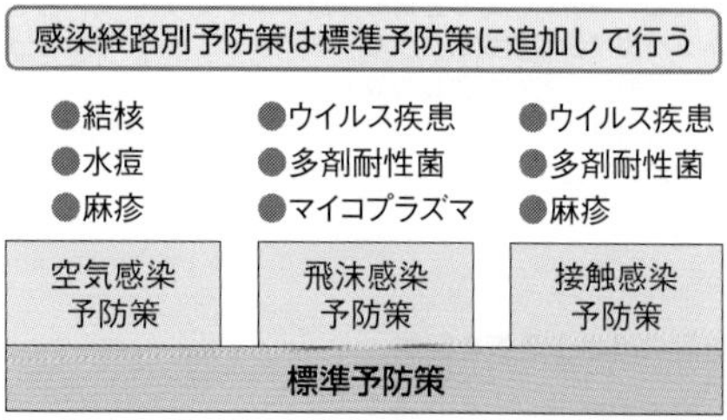

感染経路別予防策は標準予防策に追加して行う

●結核	●ウイルス疾患	●ウイルス疾患
●水痘	●多剤耐性菌	●多剤耐性菌
●麻疹	●マイコプラズマ	●麻疹
空気感染予防策	飛沫感染予防策	接触感染予防策

標準予防策

図2 》標準予防策と感染経路別予防策の関係

引用・参考文献

1) 2007 Guideline for Isolation Precautions : Preventing
Transmission of Infectious Agents in Healthcare Settings,
June 2007. Last update: July 2023.

Memo

適切な手指衛生

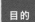目的

*手指に付いた病原体を取り除き，手指を介した交差感染を防ぐとともに，病原体等から自分を守る

*手指衛生（手洗い，手指消毒）の使い分けとタイミングを理解する

- 医療現場では，交差感染予防のため最も重要な感染対策として適切な手指衛生が求められる．
- 「手指衛生」には，流水と液体石けんでの「手洗い」と速乾性擦式手指消毒薬で行う「手指消毒」がある（**図1**）．ケアの状況によって「手洗い」なのか「手指消毒」なのかを自身で選択して実施する必要がある．
- 感染対策において手指衛生は最も有効かつ簡便であり，医療従事者の日常業務である．言い換えれば仕事をするうえで，全職員が取り組むべき責務と考えるべきである．

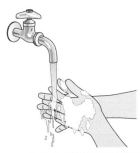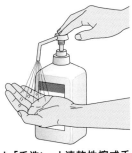

図1 》流水と液体石けんを使用した「手洗い」と速乾性擦式手指消毒薬を使用した「手指消毒」

手洗いの種類

[日常的手洗い]
- 配膳，トイレなど日常的行為の前後の手洗いで，汚れの除去が目的である．

[衛生的手洗い]
- 医療現場で行われ，汚れと通過菌（一過性細菌叢やウイルス）の除去，殺菌が目的である．

[手術時手洗い]
- 手術時に際しての手洗いであり，通過菌の除去だけでなく常在菌も減少させる．

＊医療現場では，衛生的手洗いが求められる．

手はとても複雑な形をしている

- 手は手のひら，指先，爪，手の甲，しわなど，とても複雑な形をしており，手の甲と手のひらの皮膚の状態も違う．複数の関節や爪周囲の凹凸があり，さらに人によって手の大きさやしわの深さなどは違う（**図2**）．

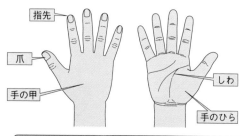

指先　爪　手の甲　しわ　手のひら

手は複雑な形をしているので，適切な順に洗わないと汚れや通過菌（一過性細菌叢やウイルス）は落とせない

図2 》 手の複雑な形

- 適切な順序で手を洗わなければ，皮膚表面の通過菌（一過性細菌叢やウイルス）が残る可能性がある（**図3**）．
- 付着した通過菌に病原体が含まれていると次に接触した患者や医療器材に伝播し感染源を拡散させる可能性が高い．そのため，手洗いには順番があり，覚えて実施することが重要である．

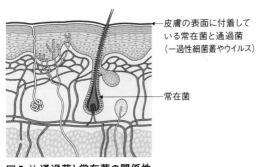

皮膚の表面に付着している常在菌と通過菌（一過性細菌叢やウイルス）

常在菌

図3 》**通過菌と常在菌の関係性**

Memo

流水での手洗いのテクニック(図4)

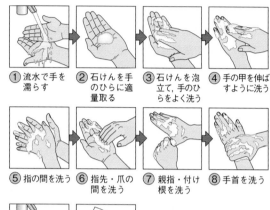

① 流水で手を濡らす
② 石けんを手のひらに適量取る
③ 石けんを泡立て, 手のひらをよく洗う
④ 手の甲を伸ばすように洗う

⑤ 指の間を洗う
⑥ 指先・爪の間を洗う
⑦ 親指・付け根を洗う
⑧ 手首を洗う

⑨ 流水で洗い流す
⑩ ペーパータオル等で水分を拭き取る

手を完全に乾かす

図4 》》手洗いのテクニック

①流水で手を濡らす.

②石けんを手のひらに適量取る.

③石けんを泡立てて手のひらをよく洗う.

④手の甲を伸ばすように洗う.

⑤指の間を洗う.

⑥指先・爪の間を洗う.

⑦親指, 付け根を洗う.

⑧手首を洗う.

⑨流水で洗い流す.

⑩ペーパータオル等で水分を拭き取り, 手を完全に乾かす.

手指消毒のテクニック（図5）

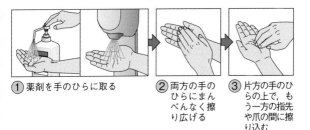

① 薬剤を手のひらに取る

② 両方の手のひらにまんべんなく擦り広げる

③ 片方の手のひらの上で，もう一方の指先や爪の間に擦り込む

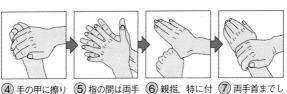

④ 手の甲に擦り広げる

⑤ 指の間は両手を組んで擦り広げる

⑥ 親指，特に付け根も忘れずに擦り広げる

⑦ 両手首までしっかりと擦り広げる

図5 》 手指消毒のテクニック

① メーカー指定の一回量を手のひらに取る.

② 両方の手のひらにまんべんなく擦り広げる.

③ アルコールが乾く前に両指先を消毒する.

④ 両手の甲を消毒する.

⑤ 指の間を消毒する.

⑥ 両親指，特に付け根も忘れずに擦り広げる.

⑦ 両手首までしっかりと擦り広げる.

［注意点］

● 手指衛生は，患者ケアの前後や患者エリアから医療エリアに移動した場合に実施する.

● 個人防護具を外した後，特に手袋を外した後は必ず，流水と石けんによる手洗いまたは手指消毒薬

による手指消毒を行う.

● アルコール消毒薬の効果が期待できない病原体（ノロウイルス，バチルス菌やクロストリディオイデス・ディフィシルの芽胞など）を対象とする場合には，流水による手洗いで物理的に除去することが基本となる.

手指衛生のタイミング

● WHOのガイドライン[1]では，入院患者のケア時の手指衛生として5モーメンツ（5つのタイミング）で実施することを推奨している（**図6**）.
● 患者周囲の点線内が「患者ゾーン」とされ，患者ゾーンはその患者がもっている病原体で汚染されている可能性がある.
● 点線より外は「医療ゾーン」とされ，病室内の患者以外の病原体で汚染されている可能性がある.

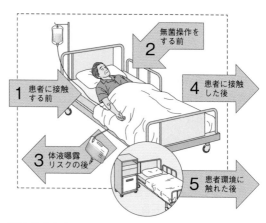

図6 》WHO の 5 モーメンツ

- 5モーメンツとは,
  ① 患者に触れる前
  ② 清潔 / 無菌操作の前
  ③ 体液に曝露するリスクの後
  ④ 患者に触れた後
  ⑤ 患者の周りの環境や物品に触れた後
  に手指衛生を行うことにより，医療従事者の手指を介した交差感染を防ぐことができるとされている.
- **図6**は入院患者のケアの場面のイメージであるが，医療従事者が手指衛生をしなければいけないタイミングは，業務中の数多くの場面である.
- 手指を介した交差感染をしないために，どのタイミングで手指衛生を実施する必要があるのかを常に考えて行動する.

引用・参考文献

1) WHO Guidelines on Hand Hygiene in Health Care, January 2009

Memo

適切な個人防護具(PPE)の着脱

目的　＊適切な個人防護具の着脱を理解し実施できる

- 個人防護具(PPE)は，感染の可能性が考えられるときに病原体から自身の身を守るために使用する．
- PPEには，手袋，サージカルマスク(以下，マスク)，エプロン，ガウン，フェイスシールドなどがあり，すべて再使用ができないディスポーザブルのものを使用する．
- PPEは，標準予防策の考え方に基づき，感染症の有無にかかわらず，湿性生体物質や感染の可能性があると判断したときから，必要なPPEを自身で選択し着用しなければならない．

手袋

- 手はケア時に最も頻繁に患者に触れるため，自身の身を守るためにも，ほかの患者に交差感染させないためにも，手袋は最も重要なPPEである．
- ケア後，手袋は汚染されているため，一番はじめに外す必要がある．
- 一般的に使用される未滅菌手袋にはピンホール(目に見えない小さな穴)の可能性があるため，手袋を外した後は必ず手指衛生を行う．
- 同じ患者であっても汚染ケアから清潔ケアに移る前には必ず交換し，手指衛生を行う．

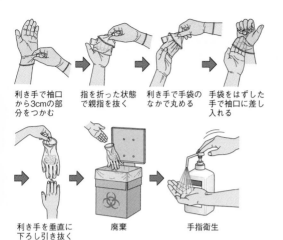

図1 》手袋の外し方

- 利き手で袖口から3cmの部分をつかむ
- 指を折った状態で親指を抜く
- 利き手で手袋のなかで丸める
- 手袋をはずした手で袖口に差し入れる
- 利き手を垂直に下ろし引き抜く
- 廃棄
- 手指衛生

- 患者のケアが終われば手袋は外し，次の患者に同じ手袋を連続使用してはいけない．

[手袋の外し方]

- 手袋を外すときには，自身の手や周囲の環境を汚染させないため，手袋の外し方にはテクニックがある（**図1**）．

手袋の素材

- 医療用手袋には様々な素材がある．医療現場で使われる手袋の代表的な素材としては，ポリ塩化ビニール，ポリエチレン，ニトリル，天然ゴムラテックスなどがあり，それぞれ特徴がある（**表1**）．

表1 》医療用手袋の特徴

特徴＼種類	プラスチック手袋 ビニール手袋	ニトリル手袋	ラテックス手袋
原料	ポリ塩化ビニール ポリエチレン	合成ゴム	天然ゴム
アレルギーの可能性	アレルギー反応は少ない.	アレルギー反応は少ない.	ラテックスアレルギーのリスクがある.
作業用途	一般的な衛生管理業務に使用. 指先や手首がフィットしないため, 血液や体液に触れる業務には向かない.	素手のようにフィットするため, 採血や処置など細かい作業に向いている.	素手のようにフィットするため, 採血や処置など細かい作業に向いている.
耐久性・防護効果	破損しやすい	高い	高い

アレルギーの注意喚起

［ラテックス］

● ラテックスアレルギーとは, 天然ゴム製品に含まれるゴムの木の樹液に含まれているラテックスたんぱく質がアレルゲンとなり, 繰り返し触れることで蕁麻疹や喘息症状, アナフィラキシーショックといった即時型アレルギー反応を引き起こすことをいう.

［パウダー］

● 医療用手袋製品には着脱をスムーズにするため内部にパウダー（コーンスターチ等）を付着させたものがある.

● パウダーが安全性上のリスク要因になりうるとして, 厚生労働省は2016年から「パウダーフリー」の手袋を推奨するとともに, パウダーを使用した製品には使用上の注意を明記するよう通達している[3].

エプロン・ガウン

● ガウン（袖付きエプロン），エプロンなどは，湿性体液から医療従事者の皮膚や衣類を保護するために使用する．

● ガウンとエプロンの使い分けについては，次に行われるケアで予測される汚染の種類と量，着用時間などから総合的に判断する．

マスク

● マスクを装着する目的は，医療従事者を患者由来の感染性物質の飛沫や接触から保護するためや，医療従事者の口や鼻に保菌している感染性微生物が患者に曝露することを防ぐためなどがある．また，呼吸器疾患のある患者が咳エチケットとして装着する場合もある．

マスクの種類

[サージカルマスク]

● 医療従事者が排出した呼気中に含まれる微生物などから患者を守ることができる．また，耐水性のあるサージカルマスクは，医療従事者が血液，体液由来の病原体に曝露されるリスクを軽減する．

サージカルマスク

[微粒子用マスク（N95レスピレータ）]

● 空気感染予防策時に使用する．微粒子0.3μmの捕集効率試験で95％以上

N95マスク

捕集することを意味している.

- 着用時には，病原体がN95マスクの隙間から侵入しないよう顔面に密着するような設計になっており，自身でも隙間がないか毎回チェックする必要がある（ユーザーシールチェック）．N95マスクにはサイズがあり，自身の顔のサイズにフィットしたものを選択して使用する.

マスクの着用の仕方

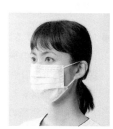

- マスクには，裏表と上下がある．ノーズピースがある方が上である．マスクのプリーツは下向きになっている方が外側である.
- マスクは，プリーツを伸ばして顔にあて，ノーズピースを鼻の形に合わせ，あごの下まで伸ばす（図2）.

図2 》適切なマスクの着用

（写真提供：メディコムジャパン）

- 鼻出しマスクや，あごマスクなどの不適切な着用は不潔になるためしない（図3）.
- 不適切に着用したマスクやポケットなどに入れ汚染した可能性のあるマスクは再び着用しない.

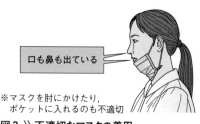

口も鼻も出ている

※マスクを肘にかけたり，ポケットに入れるのも不適切

図3 》不適切なマスクの着用

マスクの外し方

● どのタイプのマスクであっても外すときは，マスクの
　表面には多くの微生物が付着している可能性がある
　ため，マスクの表面を触れないように外す．
● 特に，患者ケア後にマスクを外すときは十分注意
　して**図4**のように耳のゴム紐のところだけを持って
　外し，そのまま廃棄する．
● マスクなど着用後のPPEに触れた場合は，その
　後に手指衛生を行う．

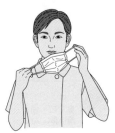 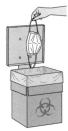 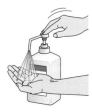

① マスクの表面に触　② ゴムの部分を　③ マスクをはず
　れないようにして，　　持って，マス　　したあとはす
　耳にかけているゴ　　クを丸めたり　　ぐに手指消毒
　ムの部分を持って　　せずに，その　　を行う
　外す　　　　　　　　まま廃棄する

図4 》マスクの外し方

手袋・ガウン・マスクを着用する場合

●複数のPPEを着用する場合，着用と脱ぎ方・外し
　方に手順があり，感染を広げないためにPPEの着
　脱順を覚えることが重要である．以下に着用と脱
　ぎ方・外し方の手順を示す（**図5**，**図6**）．

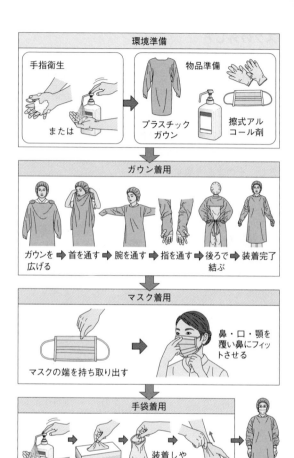

図5 》個人防護具（PPE）の着用方法

引用・参考文献

1) 厚生労働省. 医薬・生活衛生局医療機器審査管理課通知, パウダー付き医療用手袋の取り扱いについて, 平成28年12月27日.
https://www.mhlw.go.jp/stf/houdou/0000147462.html
（2023年11月1日検索）

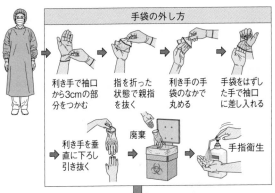

手袋の外し方

利き手で袖口から3cmの部分をつかむ

指を折った状態で親指を抜く

利き手の手袋のなかで丸める

手袋をはずした手で袖口に差し入れる

利き手を垂直に下ろし引き抜く

廃棄

手指衛生

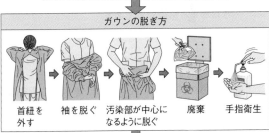

ガウンの脱ぎ方

首紐を外す

袖を脱ぐ

汚染部が中心になるように脱ぐ

廃棄

手指衛生

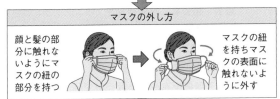

マスクの外し方

顔と髪の部分に触れないようにマスクの紐の部分を持つ

マスクの紐を持ちマスクの表面に触れないように外す

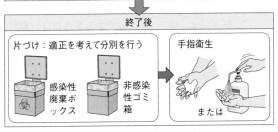

終了後

片づけ：適正を考えて分別を行う

感染性廃棄ボックス

非感染性ゴミ箱

手指衛生

または

図6 》個人防護具（PPE）の脱ぎ方・外し方

呼吸器衛生 / 咳エチケット

| 目的 | ＊呼吸器疾患のある患者の対応を理解する |

● 呼吸器衛生 / 咳エチケットとは，呼吸器感染症の伝播を防止し呼吸器分泌物を封じ込めるため，咳やくしゃみのある人にエチケットを守ってもらうよう指導する感染対策である．

呼吸器衛生 / 咳エチケットの具体策

● 以下の対策を行うことにより，患者，医療従事者双方の感染を防止する．
1. 医療施設内の効果的な場所にポスターを掲示し，患者・面会者に呼吸器衛生 / 咳エチケットの啓発活動をする．
2. 呼吸器感染の徴候や症状があるすべての患者にサージカルマスクを装着するよう指導する．病院により無償配布や自動販売機で購入できるようにしており，施設によって対応は異なる．
3. 患者には，咳，くしゃみをする場合には，鼻や口にティッシュペーパーをあて，使用後は自ら使用したティッシュペーパーをノンタッチ式（フットペダル式，開放式）のゴミ箱に廃棄し，その後に手指衛生を行うよう指導する．
4. 患者が手指消毒薬やゴミ箱を使用しやすいように配置する必要がある．

5. 外来待合室では，呼吸器感染症に罹患している人としていない人の距離（最低1m以上）を確保する．

6. 呼吸器症状のある患者に対しては，呼吸器衛生／咳エチケットとして**図1**のようにセットで覚える．

 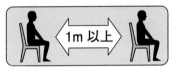

図1 》 **呼吸器衛生 / 咳エチケット**

Memo

適切な患者配置

目的 ＊患者間の交差感染を防ぐための患者配置
の考え方を覚える

● 感染症患者の対策では，感染症患者を個室にする
ことや，コホートと言って同じ病原体疾患の患者を
同じ病室に収容し，他の患者感染を広げない対策
を行う.

標準予防策の適切な患者配置の考え方

● 標準予防策の適切な患者配置の考え方では，感
染症の有無にかかわらず，以下の視点で最も適切
な患者配置を考える（**図1**）.
1. 患者自身の疾病の影響で，周囲の環境を汚染す
る行為がある可能性や環境衛生を維持することが
難しい患者，適切な衛生環境を維持することに協
力が得られない患者に対して，ほかの患者への交
差感染のリスクを回避するために個室で対応する
場合がある.
2. 免疫不全等で患者自身を感染のリスクから守ると
いう意味で，免疫不全の患者を個室へ移動し保護
隔離する場合がある.
3. 個室がなく対応が難しい場合は，施設内の感染
対策の専門家に相談する.

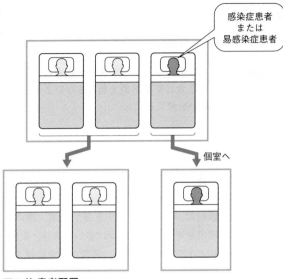

図1 》患者配置

感染症患者
または
易感染症患者

個室へ

Memo

....

....

....

....

....

....

....

....

....

....

ケアに使用した器材の取扱い

目的

*患者に使用した器具や器材を経由して，ほかの患者に交差感染を起こさないように取り扱いを覚える

- 医療現場では，ケアや処置，清掃などで共有して使用する器具・器材は多い．
- 血液，体液，分泌物，排泄物などで汚染した使用済み器材は，医療従事者の皮膚や衣服，他の患者や環境を汚染しないよう取り扱い，洗浄，消毒，器材によっては滅菌を行い，清潔に維持管理することが重要となる．

自施設や病棟で気を付けるべき物品を記載

....

....

....

....

....

....

....

....

....

....

....

取り扱いに関する具体的内容

1. 再生使用可能な器具・器材は，基本的には再使用する．

2. 血液，体液，分泌物，排泄物などで汚染した器材を取り扱うときは，手袋やエプロンなどのPPEを装着する．

3. 汚染された器材に接触したあとは手指衛生を行う．

4. 再生使用可能な器具・器材は，適切な洗浄・消毒・滅菌などの処理を行い，適切な処理が完了するまでほかの患者に再使用できない．

5. 洗浄が不十分な器材は，消毒も滅菌もできない．

6. 各医療施設でマニュアルに定められ た洗浄や消毒を行う．

7. ディスポーザブルの物品は適切に廃棄する．

8. 清掃道具は清潔管理ができているか確認する．

Memo
....
....
....
....
....
....
....
....
....

患者周囲の環境対策

目的　＊患者に清潔な入院環境を提供する

- 医療施設内の環境は，複数の医療従事者や患者が共有しており，汚染されやすいため清潔に保つ必要がある．
- 特に患者周辺の人がよく触るところに汚染物質や病原体が存在する可能性がある．そのため，床とは別に人がよく触るところを中心に清掃をすることが重要である．

入院環境に対する具体的対策

1. 人の手がよく触れる患者周囲の環境表面（ベッド柵，オーバーテーブルなど）を高頻度接触表面といい日常的に清掃する（**図1**）．
2. 常に手が触れる環境は，最低1日1回以上の清拭清掃をする．
3. 壁やカーテンは，目に見える汚染がある場合に清浄化する．
4. 床などに付着した血液・体液等は，手袋を着用しペーパータオルで拭き取った後に次亜塩素酸ナトリウムで清拭消毒する．
5. 感染症患者の場合は，清掃の後に適切な環境消毒を行う．

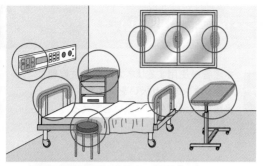

図1 》高頻度接触表面を中心に清掃する

その他自施設で注意すべき箇所を記載

....

....

....

....

....

....

....

....

....

....

....

....

....

....

....

リネン・廃棄物の取扱い

目的	*患者が使用するリネンは清潔に管理し，汚染リネンの取り扱いを覚える *医療廃棄物の取り扱いを覚える

リネンの取り扱い

● 医療現場では，多くのリネンを使用する．リネンを介した交差感染を防ぐために，患者に使用する前のリネンと使用した後のリネンは，区別して取り扱う必要があり，その具体的内容を以下に示す．

1. 清潔リネンは専用カートで運搬し，清潔リネン庫の扉のある棚などに収納する．

2. シーツ交換等で使用済みのリネンを取り扱う時はホコリを立てない．

3. 使用済みリネンは自身の身体に密着させて持ち運ばない．

4. 使用したシーツやタオルは汚染されていると考え，未使用のものと使用済みのものを同じワゴンで移動してはいけない．

5. 感染性のあるリネンは，各病院で既定の感染症用リネンバッグ，または，水溶性ランドリーバッグに入れ，通常の使用済みリネンカートと感染症用リネンカートに分けて感染症用（汚染）リネン庫で保管する．

6. 洗濯は基本的に80℃で10分以上の熱水消毒を行う必要があり，外部委託業者に依頼している施設が多い．

廃棄物

- 廃棄物とは一般的にゴミのことである．廃棄物には，一般廃棄物，医療廃棄物，感染性廃棄物があり，それぞれ指定通りに分別をする必要がある．
- 分別方法は，基本的に環境省の「廃棄物処理法に基づく感染性廃棄物処理マニュアル」に基づき適正に実行する[4]．詳細な廃棄物の分別方法は，自治体によって異なるため所管の自治体に確認する．

廃棄物の処理方法

- 医療施設では，一般ゴミは通常のゴミ箱でよい．血液・体液の付着したゴミや感染症患者に使用したゴミは感染性廃棄物容器に廃棄する．また，注射針等鋭利な物は，耐貫通性の感染性廃棄物容器に廃棄する．
- 感染性廃棄物かどうかは，**図1**の「廃棄物処理法に基づく感染性廃棄物処理マニュアル」にある判断フローを参考にする．
- バイオハザードマークの色と廃棄物容器については**表1**を参考にする．
- 注射針等鋭利な物の廃棄物容器は容量の8割程度で廃棄し，上から押し込んだりしてはいけない．
- 医療施設によっては，その他についても細かく分別している場合があるため，自施設の廃棄物処理マニュアルを確認する．

引用・参考文献

1) 環境省：廃棄物処理法に基づく感染性廃棄物処理マニュアル．令和5年5月
   https://www.env.go.jp/content/900534354.pdfより2024年4月2日検索

【STEP1】(形状)
廃棄物が以下のいずれかに該当する
1. 血液,血清,血漿および体液(精液を含む)(以下「血液等」という)
2. 病理廃棄物(臓器,組織,皮膚等)
3. 病原微生物に関した試験,検査等に用いられたもの
4. 血液等が付着している鋭利なもの(破損したガラスくず等を含む)

→ はい

↓ いいえ

【STEP2】(排出場所)
感染症病床,結核病床,手術室,緊急外来室,集中治療室
および検査室において治療,検査等に使用されたあと,排
出されたもの

→ はい

↓ いいえ

【STEP3】(感染症の種類)
1. 感染症法の一類,二類,三類感染症,新型インフルエン
ザ等感染症,指定感染症および新感染症の治療,検査等
に使用されたあと,排出されたもの
2. 感染症法の四類および五類感染症の治療,検査等に使用
されたあと,排出された医療器材等(ただし,紙おむつ
については特定の感染症に係るもの等に限る)

→ はい

感染性廃棄物

↓ いいえ

非感染性廃棄物

図1 》感染性廃棄物の判断フロー

文献 1) より改変

表1 》バイオハザードマークと梱包の種類

種　類	表　示	容　器
鋭利なもの (注射針, メスなど)	バイオハザードマーク:黄色 マークあるいは「感 染性廃棄物」および 「鋭利なもの」と明記	金属製または丈夫なプラ スチック製など(危険を 防止するため,耐貫通性 のある堅牢な容器)を使用
固形状のもの (血液がついた ガーゼ,血液 バッグなど)	バイオハザードマーク:橙色 マークあるいは「感 染性廃棄物」および 「固形状のもの」と 明記	丈夫なプラスチック袋を 二重にするか,堅牢な容 器を使用
液状または 泥状のもの (血液など)	バイオハザードマーク:赤色 マークあるいは「感 染性廃棄物」および 「液状または泥状の もの」と明記	廃液などが漏れない密閉 容器を使用
一括梱包する 場合	性状により上記のうちいず れかを使用	耐貫通性があり,堅牢で 廃液などが漏れない材質 を併せもつ密閉容器を使用

注射針・鋭利な器具の取扱い

| 目的 | ＊針刺し・切創・体液曝露を防ぐ |

● 医療現場では日々針や鋭利な器材を使用する. 医療従事者の針刺しや切創を防ぐために以下の内容を遵守する.

注射針・鋭利な器具の取扱いの遵守事項

1. 鋭利な物を取扱う場合には, 手袋を着用したうえで慎重に取扱う.
2. 血液, 体液が付着した針, メスなどの鋭利な医療器材はただちに耐貫通性の廃棄容器または, 携帯用針廃棄容器などに廃棄する.
3. 容器に捨てる前に使用済みの注射針をリキャップしない.
4. 使用後の鋭利器材は, 使用者自身が廃棄し, 鋭利器材の手渡しはしない.
5. 使用後の鋭利器材 (シリンジの針, 持針器についたメス刃など)を手で分解しない.
6. 安全装置付き器材は, 正常に作動できるようにトレーニングをする.
7. 医療従事者は, 業務中に血液や体液に触れる機会が多いため, B型肝炎ワクチンの接種が強く推奨されている.
8. 鋭利な器具を洗浄する場合, 受傷に注意する.
9. 鋭利な物を床などで発見した場合には, 素手では触れない.

安全な注射手技

目的　＊注射手技は，滅菌で単回使用の注射針・注射器を用いる

● 点滴作成などで薬剤を調製する場合，単回使用のバイアルを複数回使用することや，同じ注射器や注射針を複数の薬剤の調製に使用することで滅菌の破綻が起こるので行わない．

安全に注射手技を行うための遵守事項

1. 注射針や注射器は単回使用とし，1本の注射器から複数の患者に薬剤を投与しない．
2. 注射器，注射針，輸液バッグ，輸液セット，コネクター，単回量バイアルやアンプルなどを複数の患者に使用しない．
3. 可能な限り単回量のバイアル製剤を用いる．
4. 静脈注射の溶液バッグまたはボトルを複数患者への共通の供給源として使用しない．
5. あとで使用しようと，残った薬剤の中身を一緒に混合させない．
6. 複数回量のバイアルを使用せざるを得ない場合，バイアルにアクセスする針または注射器は滅菌が担保されていなければならない．
7. 複数回量バイアルは患者の緊急治療エリアに置かず，製造元の奨励に従って保管する．
8. 無菌状態が損なわれた場合や，疑われる場合はすぐに廃棄する．

腰椎穿刺時の感染予防

目的	＊サージカルマスクを着用し，腰椎穿刺処置時に医療従事者の口腔内細菌が穿刺部位に付着することを防ぐ

●腰椎穿刺を伴う処置を**表1**に示す．また穿刺部位を**図1**に示す．

表1 》腰椎穿刺を伴う処置

- ・ミエログラム
- ・腰椎穿刺
- ・脊髄麻酔
- ・硬膜外麻酔

など

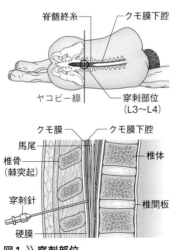

図1 》穿刺部位

63

- 腰椎穿刺や脊柱管や硬膜下腔へのカテーテル留置などのときに，医療従事者が患者に対して「痛みはないですか？」，「もう少し腰を突き出して丸くなりましょう」など，患者に対して多くの声かけを行うようにする．
- このような声かけにより，医療従事者の口腔内細菌が飛沫とともに患者の穿刺部位に付着することを防ぐためにサージカルマスクを着用する．腰椎穿刺は，無菌操作の処置であるため適切な消毒を行い滅菌手袋を装着して行う．

Memo

第 3 章

感染経路と
感染経路別予防策

3

感染経路とは

目的　*感染経路の種類と特性について理解する

感染の成立と感染経路の遮断

- **図1**の6つの要素の連鎖が形成されたときに感染は成立する.
- 感染を成立させないためには, 感染経路を遮断する(断ち切る)ことが有用である.

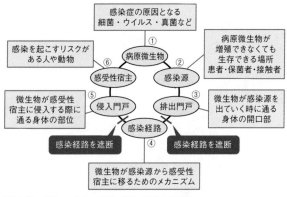

図1 》感染の成立の輪と感染経路の遮断

感染経路[1]

- 感染経路は, 接触感染, 飛沫感染, 空気感染, 血液媒介感染 (針刺し切創など), 節足動物媒介

感染が挙げられる.

● 医療施設や介護施設などでの主な感染経路である，接触・飛沫・空気感染の3つについて以下に解説する.

接触感染

● 主に医療従事者の手指を介して伝播する.
● 手や皮膚による直接接触と，汚染した器具や環境による間接接触がある.

飛沫感染

● 5μmより大きい粒子（飛沫）が1m以下の距離を飛散することで感染するもの.
● 飛沫は水分を含んでいるため，空中を浮遊せず，1m程度の距離で落下する（**図2**）.

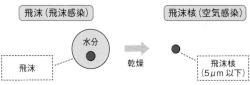

図2 》空気感染（結核）と飛沫感染の違い

空気感染

● 5μm以下の粒子（飛沫核）が空気の流れにより長時間空中に拡散し，それを肺胞まで吸入することで感染する.
● 飛沫核は平均30分間空中を浮遊する可能性がある.

引用・参考文献

1) 厚生労働省老健局：介護現場における（施設系 通所系 訪問系サービスなど）感染対策の手引き 第2版，令和3年3月
   https://www.mhlw.go.jp/content/12300000/000814179.pdf
   より2023年8月25日検索
2) Wang CC et al：Airborne transmission of respiratory viruses. Science 373 (6558)：eabd9149, 2021
3) CDC：COVID-19, Scientific Brief: SARS-CoV-2 Transmission. Updated May 7, 2021
   https://www.cdc.gov/coronavirus/2019-ncov/science/science-briefs/sars-cov-2-transmission.htmlより2023年8月25日検索

Memo

....

....

....

....

....

....

....

....

....

....

....

....

....

....

....

新型コロナウイルス感染症についての新しい知見 [2,3)]

新型コロナウイルス感染症（COVID-19）では，これまでの空気感染と飛沫感染の概念とは異なる新しい知見が出されている．

SARS-CoV-2 は短距離と長距離のエアロゾル感染が起こる可能性があり（**図**），以下の2つの経路（吸入，沈着）と飛沫および接触が感染経路として挙げられている．吸入とは，感染性ウイルスを含む非常に小さな飛沫やエアロゾル粒子を含む空気を吸入することをいう．沈着とは，呼気中の飛沫や粒子に含まれるウイルスが露出した粘膜（目，鼻，口腔）に付着することをいう．

エアロゾル感染とは，空気中に浮遊するウイルスを含むエアロゾルを吸い込む，あるいは，ウイルス粒子を含む空気を介した感染である．

短距離と長距離があり，感染源から3〜6フィート（約1〜2m）以内で感染リスクが最大になるとされている．

感染者が15分以上，換気の悪い閉鎖空間などに滞在した場合，6フィート（約2m）以上離れた場所でも感染リスクがある．また，感染者が退出した直後の空間を通過しただけでも感染リスクがある．

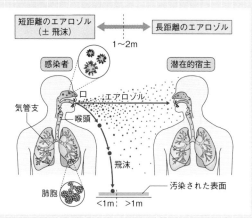

図 》 SARS-CoV-2 における感染経路 文献 2) をもとに作成

感染経路別予防策とは

目的
* 感染予防対策の考え方について理解する
* 標準予防策と感染経路別予防策の違いについて理解する

感染予防対策とは

- 患者が何らかの病原微生物に感染・定着している，あるいはその疑いがある場合に実施する対策である．
- 標準予防策をまず基本とし，そこに感染経路別予防策（空気・飛沫・接触予防策）を追加，あるいは組み合わせて行う（**図1**）．

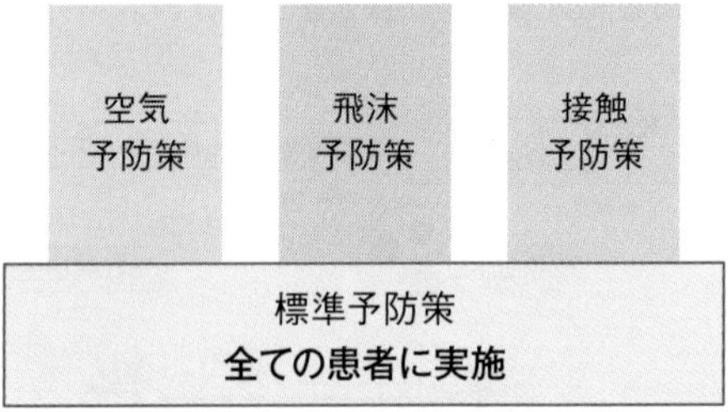

空気予防策	飛沫予防策	接触予防策
標準予防策 全ての患者に実施		

図1 》感染予防対策の考え方

文献 1）より引用

なぜ標準予防策に感染経路別予防策を追加するのか

....

- 標準予防策は，感染症の有無や検査の結果にかかわらず，血液や体液は感染性があるものとして扱うという概念であるが，感染経路別予防策は，接触・飛沫・空気・血液媒介感染症など，感染経路が明らかになっている感染症に対する予防策である．

感染経路がわかっている疾患の対策だけ実施すればよいのか

....

- 外来でインフルエンザと診断された患者には，飛沫・接触予防を実践するが，インフルエンザの検査が陰性だったとしても，他の疾患にかかっている可能性もある．たとえば，この患者がB型肝炎のキャリアであっても血液検査を行うか患者が自己申告しなければわからない．
- このようなことから，感染経路別予防策だけではなく，すべての患者に適応される標準予防策を実施する必要がある．

引用・参考文献

1) 日本環境感染学会：03.感染経路別予防策．教育ツールVer.3.2（感染対策の基本項目改訂版），2023年8月2日追加
http://www.kankyokansen.org/other/edu_pdf/3-3_03.pdfより2023年8月25日検索

感染経路別予防策とは

接触予防策

目的
* 接触予防策の適応や対象となる病原体・感染症について理解する
* 接触予防策の実践，注意点について理解する

適応

● 手や皮膚による直接接触，または汚染された物品や環境などによる間接接触により，伝播される病原体に感染，または疑いのある患者に適応する．

主な病原体や感染症

● ノロウイルス，ロタウイルス，メチシリン耐性黄色ブドウ球菌（MRSA），バンコマイシン耐性腸球菌（VRE）などの薬剤耐性菌，腸管出血性大腸菌感染症，クロストリディオイデス・ディフィシル感染症（以下，*C.* ディフィシル感染症），疥癬，水痘，流行性角結膜炎（アデノウイルス）など

実際の対策（表1）

● 必要な防護具：手袋，ガウン，エプロン
● ポイント：人の手や器材を介して感染するため，手指衛生，防護具の適切な使用，患者に使用した器材の適切な処理が重要である．

表1 》 接触予防策の項目と対応

項目	対応策
患者配置	・原則, 個室対応. できない場合, 集団隔離（コホート※）は可能である ・部屋の扉は開放状態でもよい
防護具	・衣服が患者や室内の設備などの表面や物品に, 実質的な接触をもつ場合は, ディスポガウンまたはディスポエプロンを着用する ・部屋の中で脱いでから退室する
患者の移送	・必要な場合のみに制限する
清掃	・日常的な清掃でよい
器具の処理	・できるだけ専用とする ・他の患者と共用する器具は, 他の患者に使用する前に洗浄および消毒を行う
その他	・感染による下痢症状がある患者のオムツなどの処理時は, ビニール袋にすぐ入れるなど, 周囲を汚染しないように汚物の処理をする（ビニール内の空気を抜く際に汚染物の飛沫などを浴びないように注意する）

※コホート：同じ病原体が定着しているまたは同じ病原体に感染している患者を1か所に集めてケアすることで, 感受性のある他の患者への接触を防ぐこと[1]

手順（図1）

● 患者の病室に入る際に, 手袋, ガウンやエプロンを着用する.

● 患者のケアを行った際の手袋交換は標準予防策に準じる.

● 患者病室より退室する際には, 手袋, ガウンやエプロンを外し, 廃棄する.

Memo

....

....

....

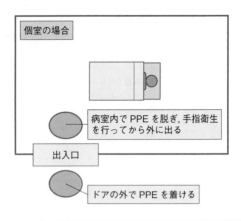

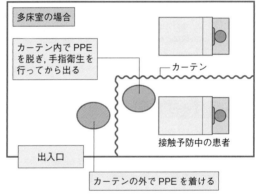

図1 》接触予防策実施時の PPE を着ける場所と PPE を脱ぐ場所

注意

● 特に環境汚染の感染に関与している病原体（ノロウイルス, *C.* ディフィシル, VRE, その他の腸管病原体, RS ウイルスなど）は, 他に拡散させないよう封じ込めが必要なため, 個人防護具の適切な着

脱と手指衛生の確実な実施などの厳密な対応が必要である.

・「患者に触れないからガウンと手袋は着けない」のではなく,部屋に入室する段階で防護具を必ず着用する.

● 表示を明確にする.

・隔離している病室(個室,多床室)の入り口に接触予防策が必要であることがわかる目印をつけると,必要な防護なしで部屋に入るのを防止できる.

● 標準予防策と接触予防策の違いを理解する(**図2**).

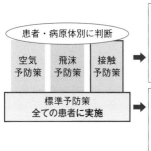

図2 》 標準予防策と接触予防策の違い

文献 2)より引用,一部改変

引用・参考文献

1) CDC : Guideline for Isolation Precautions: Preventing Transmission of Infectious Agents in Healthcare Settings 2007. Updated July 2023
https://www.cdc.gov/infectioncontrol/pdf/guidelines/Isolation-guidelines-H.pdfより2023年8月25日検索

2) 日本環境感染学会:03.感染経路別予防策.教育ツールVer.3.2(感染対策の基本項目改訂版),2023年8月2日追加
http://www.kankyokansen.org/other/edu_pdf/3-3_03.pdfより2023年8月25日検索

飛沫予防策

*飛沫予防策の適応や対象となる病原体・感染症について理解する
*飛沫予防策の実践，注意点について理解する

適応

- 5μmより大きな飛沫粒子により伝播される病原体に感染，または疑いのある患者に適応される予防策である.

主な病原体と感染症

- 百日咳，インフルエンザウイルス，風疹ウイルス，ムンプスウイルス，侵襲性髄膜炎菌，マイコプラズマ，溶連菌性喉頭炎，猩紅熱（しょうこう），アデノウイルス，流行性耳下腺炎，ほか

実際の対策(表1)

- 必要な防護具：サージカルマスク
- ポイント:咳嗽，くしゃみ，会話，気管内吸引など，患者とおよそ1mの距離で接する際に伝播する可能性がある.

表1 》 飛沫予防策の項目と対応

項目	対応策
患者配置	【急性期病院】 ・原則個室管理とする ・個室が不足している場合は，咳や喀痰などの症状が強い患者を優先的に個室で管理する ・コホート隔離：同じ病原体に感染している患者を同室にする ・飛沫予防策が必要な患者と同じ感染症でない患者を同室にする場合は，同室患者のベッドとの間隔を約1m離し，ベッドとベッドの間にカーテンを引き接触の機会を最小限に抑える．また，同室となることで感染リスクを高める可能性のある状態の患者（例　免疫不全患者など）を同室にすることは避ける 【療養型病院，介護施設など】 ・他の患者への感染リスクと利用可能な代替手段を考慮し，状況に応じて患者配置を検討する 【外来】 ・飛沫予防策が必要な患者は，できるだけ早く診察室または他の患者とは別の空間に案内する ・患者に呼吸器衛生／咳エチケットを説明する
防護具	・サージカルマスク
患者指導	・患者が医療従事者などと1m以内で接触する場合，他の人を感染から守るために，患者にサージカルマスクを着用するよう指導する

文献 1) より引用

飛沫予防策

Memo

....

....

....

....

....

....

....

....

● 患者の1m以内に接近する時は，サージカルマスクを使用する．

● 部屋を退室する前にサージカルマスクを外し，廃棄後，手指衛生を行う．

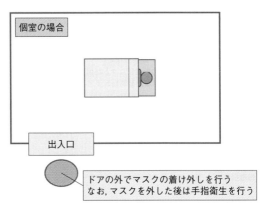

個室の場合

出入口

ドアの外でマスクの着け外しを行う
なお，マスクを外した後は手指衛生を行う

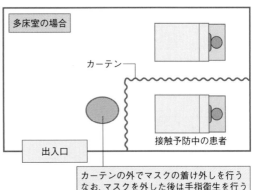

多床室の場合

カーテン

接触予防中の患者

出入口

カーテンの外でマスクの着け外しを行う
なお，マスクを外した後は手指衛生を行う

図1 》飛沫予防策実施時のサージカルマスクを着ける場所と外す場所

サージカルマスク

- サージカルマスク（**図2**）は，患者の飛沫に含まれる病原体から医療従事者を守る，医療従事者の呼気中に含まれ排出される微生物などから患者を守る目的があり，3層の不織布で構成されている．

- 表面に耐水性のあるサージカルマスクは，医療従事者が血液，体液由来の病原体に曝露されるリスクを軽減することができ，主に救急や手術室など，血液曝露の可能性の高い場所で使用する．

- これまで，わが国では医療用のサージカルマスクの規格は，米国のASTMインターナショナル（ASTM International）[3)]の品質基準をサージカルマスクの選択基準として用いていた．

- 2021年に日本産業規格（Japanese Industrial Standards：JIS）により，品質基準となる検査項目が定められた（JIS T9001）[4, 5)]（**表2**，**表3**）．

飛沫予防策

サージカルマスク
・標準予防策あるいは飛沫予防策として使用する
・患者の飛沫に含まれる病原体から医療従事者を守る，医療従事者の呼気中に含まれ排出される微生物などから患者を守る目的で使用する
・外側の表面不織布，内側の頬に触れる不織布，中間に挟んだフィルタ機能を有する不織布の3層から構成される

（写真提供：白十字株式会社）

図2 》》サージカルマスク

表2 》 サージカルマスクの性能に関する主な項目

微粒子ろ過効率 (PFE)	空気中を浮遊する微小粒子を捕集する性能
細菌ろ過効率 (BFE)	咳, くしゃみ, 会話などの際に生じる飛沫のうち, 細菌を含むエアロゾルを捕集する性能
呼気抵抗（圧力損失）	呼吸のしやすさを表す性能で⊿-Pの値で表記 マスクを通過する空気に対するマスクの抵抗性を示しており, ⊿-P値が低くなると通気性が向上する
人工血液バリア性 (ASTM F1862, JIS T8062)[6]	患者から飛散した血液がマスクに付着した際, 裏面まで浸透することを防ぐ性能 血液が顔面に飛散する可能性のある手技（手術など）を想定している

文献4)より抜粋して引用

表3 》 日本と米国の品質基準の検査項目の比較

項目	単位	日本 JIS T9001[5]			米国 ASTM F2100[3]		
微粒子 ろ過効率 (PFE)	%	≧ 95	≧ 98	≧ 98	≧ 95	≧ 98	≧ 98
細菌 ろ過効率 (BFE)	%	≧ 95	≧ 98	≧ 98	≧ 95	≧ 98	≧ 98
ウイルス飛沫 ろ過効率 (VFE)	%	≧ 95	≧ 98	≧ 98	評価なし		
呼気抵抗 (⊿-P)*	Pa/cm^2 (mmH$_2$O/ cm^2)	60 (<6.1)	< 60 (<6.1)	< 60 (<6.1)	< 49 (<5.0)	< 59 (<6.0)	< 59 (<6.0)
人工血液 バリア性**	kPa	10.6	16.0	21.3	10.6	16.0	21.3

文献4)より抜粋して引用

* 米国の単位は mmH$_2$O/cm^2 で表記されており, 本書では換算値を記載
** 米国の単位は mmHg で表記されており, 本書では換算値を記載

注意

● 患者の病室外への搬送や移動は，検査や処置な
　ど最小限に限定する．
　・患者：サージカルマスクを着用する
　・搬送者：患者がサージカルマスクを着用してい
　　る場合にはマスクは不要である

引用・参考文献

1) CDC : Guideline for Isolation Precautions : Preventing
   Transmission of Infectious Agents in Healthcare Settings
   2007. Updated July 2023
   https://www.cdc.gov/infectioncontrol/pdf/guidelines/
   Isolation-guidelines-H.pdfより2024年1月10日検索
2) 一般社団法人日本環境感染学会：教育ツールVer.3（感染対策の基本
   項目改訂版）
   http://www.kankyokansen.org/other/edu_pdf/3-3_03.pdfよ
   り2024年1月10日検索
3) ASTM International: Standard Specification for Performance
   of Materials Used in Medical Face Masks. F2100-20, 2020
4) 一般社団法人職業感染制御研究会：感染予防のための個人防護具
   (PPE)の基礎知識とカタログ集 2022年版教育用図表資料集, 2022
5) 医療用マスク及び一般用マスクの性能要件及び試験方法（日本産業規
   格）https://www.jisc.go.jp/pdfb8/PDFView/ShowPDF/9AAAA
   LaXae9LTsFVhqvJより2024年1月10日検索
6) 日本産業規格：感染性物質に対する防護服－フェースマスク－人工血
   液に対する耐浸透性試験方法（一定量，水平噴出法), 2010
   https://kikakurui.com/t8/T8062-2010-01.htmlより2024年1
   月10日検索

Memo

81

空気予防策

目的
* 空気予防策の適応や対象となる病原体について理解する
* 空気予防策の実践，注意点について理解する
* マスクの種類や違いについて理解する

適応

● 空気媒介される飛沫核（5μm以下の微粒子で，長時間空中を浮遊）により伝播される病原体に感染，または疑いのある患者に適応する．

主な病原体

● 結核菌，麻疹ウイルス，水痘ウイルス

実際の対策（表1，図1）

● 必要な防護具：医療従事者や面会者はN95マスク，患者はサージカルマスクを着用する．
● なお，空気感染隔離病室（陰圧個室および前室）が設置されている場合は，前室でN95マスクの着脱を行う．

表1 》 空気予防策の項目と対応

項目	対応策
患者配置	・個室対応. 陰圧が望ましい ・病室の出入り口扉は常に閉めておく ＊陰圧室のない施設で結核患者（疑いを含む）が発生した場合には, 専門病院までの移送待機期間中は個室へ移動し, 病室の出入口扉は常に閉めておく. 窓が開けられる環境であれば, 適宜換気を行う
防護具	・病室入室時は, 医療従事者はN95マスクを着用する ・使用の都度, ユーザーシールチェック※を実施する
患者指導	・咳やくしゃみの出る時は特に, ティッシュやハンカチで飛沫が飛ばないように協力してもらう（咳エチケット）

※ユーザーシールチェックとは, N95マスクと顔の間からの空気の漏れの有無を調べ, 正しく装着できているかを確認する方法で, 装着のたびに行う必要がある.
　陽圧チェックと陰圧チェックを行う.
　　陽圧チェック：装着後, N95マスクのフィルター表面を手で覆って, ゆっくり息を吐く. その際, N95マスクと顔の間から空気が漏れているように感じられれば, N95マスクの位置を修正して, 再度行う.
　　陰圧チェック：同様にN95マスクを手で覆って, ゆっくり息を吸い込み, N95マスクが顔に向かって引き込まれれば, 陰圧チェックは完了である.

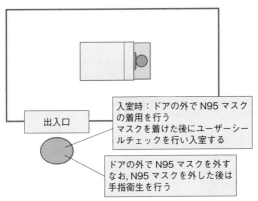

出入口

入室時：ドアの外でN95マスクの着用を行う
マスクを着けた後にユーザーシールチェックを行い入室する

ドアの外でN95マスクを外す
なお, N95マスクを外した後は手指衛生を行う

図1 》 空気予防策実施時のマスクを着ける場所と外す場所

N95 マスクの特徴

- N95マスクは，5μm以下の飛沫核に付着した病原体を捕集でき，着用者の肺への病原体の侵入を防ぐことができるマスクである．
- 正式には呼吸器保護具（レスピレータ）という名称で呼ばれている．
- カップ型，3つ折り型，くちばし型など，形状とサイズも各種あるため，顔面に密着する形状を選ぶ必要がある．
- 着用するにもトレーニングが必要である（**図3～5**）．
- N95マスクは使い捨て製品であるが，単回使用ではない．濡れたり形が崩れたりしなければ，複数回使用が可能である．

N95 マスク（N95 レスピレータ）
・空気予防策として使用する
・N95規格とは，米国労働安全衛生研究所（NIOSH）が制定した呼吸器防護具の規格基準である
・N は耐油性なしを表している
・95 は塩化ナトリウム（空力学的質量径 0.3μm）の捕集効率試験で 95％以上捕集することを意味している
・装着時のユーザーシールチェックや適正使用のためのフィットテストなどのトレーニングが重要である

（写真提供：ユニ・チャーム株式会社）

図2 》N95 マスク

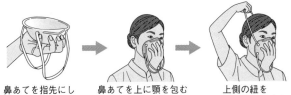

鼻あてを指先にし
ゴム紐を下にたらす

鼻あてを上に顎を包む

上側の紐を
頭頂部にかける

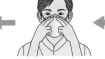

両手で覆い息を強く
出しシールチェック
する

両手で鼻あてを押さえ
鼻の形に合わせる

下側の紐を首の
後ろにかける

図3 》》カップ型 N95 マスクの着用方法

文献1）より引用

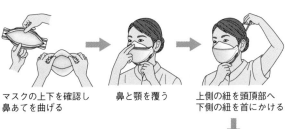

マスクの上下を確認し
鼻あてを曲げる

鼻と顎を覆う

上側の紐を頭頂部へ
下側の紐を首にかける

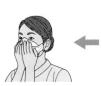
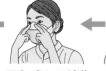

両手で覆い息を強く
出しシールチェック
する

両手で鼻あてが密着
するように軽く押す

マスクを上下に広げ
鼻と顎を覆う

図4 》》3つ折り型 N95 マスクの着用方法

文献1）より引用

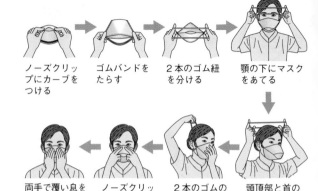

ノーズクリップにカーブをつける → ゴムバンドをたらす → 2本のゴム紐を分ける → 顎の下にマスクをあてる

両手で覆い息を強く出しシールチェックする ← ノーズクリップを鼻の形に合わせる ← 2本のゴムの角度を90度にする ← 頭頂部と首の後ろにゴム紐をかける

図5 》くちばし型N95マスクの着用方法

文献1)より引用

フィットテスト

- N95マスクが着用者の顔面にフィットし,接顔部の漏れが最小であるかどうかを調べるために実施する[2].
- フィットテストには甘みや苦みを感じるかどうかで漏れの有無を確認する定性的フィットテスト(**図6**)と,専用の機械を用いて漏れを計測する定量的フィットテスト(**図7**)の2種類がある.
- フィットテストを実施する場面は次の3点である.
  - ①新しいN95マスクを導入したり,新入職者のオリエンテーション時など
  - ②定期的なチェック(年1回程度)
  - ③痩せて顔の形状に変化がみられる場合

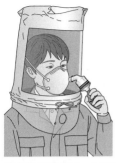

方法：甘みや苦みを感じるかどうかで漏れ
　　　の有無を確認する
利点：場所を選ばない．定量テストよりも
　　　安価である
欠点：個人の感度に頼るため，曖昧な部
　　　分がある

図6 》 **定性的フィットテスト**

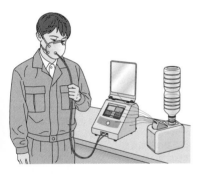

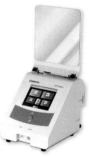

労研式マスクフィッティング
テスター MT-05U 型
（写真提供：柴田科学）

方法：マスクの外側と内側の粒子の割合を測定し，漏れ率を定量的に
　　　示す
漏れ率が数値で表されるため，客観的な評価が可能である
ただし電源が必要であり，高額な機器のため予算の確保が必要である

図7 》 **定量的フィットテスト**

サージカルマスクとN95マスクの規格

- 2020年の新型コロナウイルス感染症（COVID-19）の世界的な流行で，マスクに対する関心が高まったが，これまで国内ではマスクに対する統一した規格がなかった．
- 2021年6月に日本産業規格（JIS規格）のJIS T9001とJIS T9002について，マスクの性能要件および試験方法が公開され，品質基準確保のための検査項目が定められた．これにより，一般用，医療用などのマスクの基準が明確になった（**表2**）．

表2 》 日本産業規格（JIS規格）によるマスクの名称と概要

	JIS T 9001 「医療用マスク及び一般用マスクの性能要件及び試験方法」	JIS T 9002 「感染対策医療用マスクの性能要件及び試験方法」
名称		
概要	医療用マスク ・一般医療，介護などの従事者が使用するマスクについて規定する ・医療用マスクに必要な捕集機能，人工血液バリア性について，クラスⅠ，Ⅱ，Ⅲの3つに分類する ・共通の圧力損失（通気性），安全・衛生項目を規定する 一般用マスク ・一般消費者が使用するマスクであり，4つの捕集機能（微粒子状物質，バクテリアを含む飛沫，ウイルスを含む飛沫，花粉粒子）と圧力損失（通気性），安全・衛生項目を規定する	・感染対策に従事する医療従事者が使用するマスクについて規定する ・人工血液バリア性などの付加性能の有無でタイプⅠ，Ⅱに分類し，性能要件とその試験法に加えて，安全・衛生面も考慮して規定する

注意

● 患者の移送は必要な場合のみに制限する.

● 移動する場合は, 患者にはサージカルマスクを着
用させる. N95マスクを着用させてはいけない.

その他

● 麻疹や水痘では, 既感染やワクチン接種によりす
でに免疫を獲得している医療従事者が優先して対
応することで, 免疫獲得のない人への曝露を防ぐ
ことができる.

引用・参考文献

1) 一般社団法人職業感染制御研究会. 感染予防のための個人防護具
(PPE)の基礎知識とカタログ集 2022年版教育用図表資料集, 2022
2) フィットテスト研究会：感染対策としての呼吸用防護具. (2014年1月
1日発行)

Memo

....

....

....

....

....

....

....

....

感染経路と感染経路別予防策のまとめ

感染対策は，基本である標準予防策を実施し，感染経路が推定される，あるいは確定している場合には，感染経路別予防策を単独あるいは組み合わせて追加する．

各感染経路の主な感染症や病原体と感染予防対策を**表**にまとめたので，活用してほしい．

表 》 感染経路と感染予防対策

	接触感染	飛沫感染	空気感染
主な感染症と病原体	・ノロウイルス ・ロタウイルス ・薬剤耐性菌感染症 　┗MRSA（メチシリン耐性黄色ブドウ球菌） 　┗VRE（バンコマイシン耐性腸球菌） 　┗MDRP（多剤耐性緑膿菌） 　┗MDRA（多剤耐性アシネトバクター） ・腸管出血性大腸菌感染症 ・C. ディフィシル感染症 ・水痘 ・流行性角結膜炎（アデノウイルス） ・疥癬	・百日咳 ・インフルエンザ ・侵襲性髄膜炎菌 ・マイコプラズマ ・溶連菌性喉頭炎 ・猩紅熱 ・アデノウイルス ・流行性耳下腺炎 ・風疹 ほか	・麻疹 ・水痘 ・肺結核
空気感染隔離室（陰圧室）	－	標準予防策	○
個室	同一疾患で集団隔離可	同一疾患で集団隔離可	○
手袋	○	標準予防策	標準予防策
ガウン・エプロン	○	標準予防策	標準予防策
マスク	○	サージカルマスク	N95マスク

職業感染制御研究会：感染予防のための個人防護具（PPE）の基礎知識とカタログ集 2022 年版 教育用図表資料集をもとに作成

第4章

洗浄・消毒・滅菌

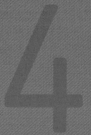

洗浄

目的	*医療器材洗浄の目的や留意点，医療安全について理解する *洗浄剤の種類や用途，留意点について理解する *自動洗浄器について理解する

器材洗浄の目的

● 手術用鋼製小物あるいは診療器材などを洗浄する目的は，汚染を除去してその後の処理過程での安全性を向上させることにある.

目的

● バイオバーデン値を下げる.
・バイオバーデンとは，器材に付着する生きた微生物の種類と量を示す.
・一般的な洗浄で，バイオバーデン値を概ね1/10,000に減少できる.
● 有機物による殺菌剤の不活性化を防ぐ.
● バイオフィルムを機械的に除去する.
● 器材への分泌物や血液などの固着(固化)を防ぐ.

医療器材の洗浄の留意点

● 温度管理が不十分な状態で，浸漬による洗浄をしない．

● 洗浄剤の特性を理解して使用する．

● アルカリ洗浄剤は，素材に対して腐食・変色などのダメージを与えやすい．

● 家庭用の洗浄剤は，血液などの汚染物に対して期待される効果を発揮しないため，医療用に流用しない．

● チューブ類の柔らかい材質，ガーゼなどで保護した器材，空気が残留している素材などは，超音波を使用した洗浄は不可である．

洗浄に使用する水

● 洗浄水として水道水が用いられることが多い．水道水は地域によって含まれるカルシウム，マグネシウムなどの硬度成分量が異なる．

● これらのミネラル成分が多く含まれている水を「硬水」と呼ぶ．硬水は洗浄剤の洗浄力を低下させる．

● すすぎに硬水を使用すると，乾燥後の器材の表面に白色の斑点が生じることがある．したがって，すすぎ用水として軟化水の使用が望まれる．

● 軟化水とは，イオン交換樹脂による精製処理やRO水（逆浸透膜で濾過した水）などの処理により，水道水中の硬度成分を取り除いた水をいう．

酸性洗浄剤

··

● 無機物，錆び，水垢などの洗浄に適している．
● 金属に対する影響性がある．
● 用途：錆び除去剤，熱焼け除去剤，スケール除去剤

自施設の製品を記載

··
··
··
··

中性洗浄剤

··

● pH 6.0～8.0
● アルカリ性洗浄剤よりも洗浄力は劣るものの，洗浄物素材への影響が少ない．
● 用途：ブラッシング用洗浄剤，蛋白分解酵素配合洗浄剤，内視鏡用洗浄剤

自施設の製品を記載

··
··
··
··

弱アルカリ性洗浄剤

....

● 概ね pH 8.0〜11程度のアルカリ性洗浄剤をいう.
● 蛋白分解酵素を配合できる.
● 内視鏡用洗浄剤として利用されている.

> **自施設の製品を記載**
>
> ....
>
> ....
>
> ....

アルカリ性洗浄剤

....

● 有機物,蛋白質,脂肪などの洗浄に適している.
● 一般的な医療器材用洗浄剤がこのタイプである.
● 自動洗浄器に使用されるため,無泡性のものが好まれる.
● アルミニウム,真鍮製品などの表面が変質(腐食)しやすい.
● 用途:超音波洗浄器用洗浄剤,ウォッシャーディスインフェクタ用洗浄剤

> **自施設の製品を記載**
>
> ....
>
> ....
>
> ....
>
> ....

洗浄

酵素洗浄剤の使用上の留意点

- 温度上昇に比例して反応速度が上がるが,50℃以上の加温は酵素の失活を早めるため,40℃前後の温湯での使用が望ましい.
- 保管は低温(7℃以下)にて直射日光を避ける.
- 医療用中性酵素洗剤は,原液のまま使用しない.
- 加温した後は酵素の劣化が早まるため,1日使用したら交換する.
- 洗浄剤の汚染がひどい場合には,希釈液に微生物が繁殖する.
- 吸入毒性が強いため,噴霧使用しない.
- アトピー体質者は酵素の感作を受けることがある.

Memo

....

....

....

....

....

....

....

....

....

....

....

洗浄の評価法

● 直接判定法と間接判定法がある(**表1**).

● 直接判定法は，汚染物を薬剤にて可視化して汚染
状況を認識するものをいう．色素染色法，ふき取
り法，抽出法などがある．色素染色法は，洗浄後
の器械に付着する蛋白量を測定する方法で，アミ
ドブラック10Bにて蛋白質を直接染色して判定す
ることが可能である．

表1 》洗浄の評価法

直接判定法		
色素染色法	洗浄後の器械に付着する蛋白量を測定する方法	アミドブラック10B
ふき取り法	ATP測定法があり生物学的発光法として用いられている	ATP測定法
抽出法	蛋白質を検出するもの	オルトフタルアルデヒド法(OPA法)，クーマシー法(CBB法)など
間接判定法		
人工汚染物質を洗浄評価インジケータとして利用するもの		TOSI®，クリーンチェック®，エビット®，STFロードチェック®，ネスコスIC W·I®，ピュアチェック®など

洗浄

Memo

....

....

....

....

....

中毒性前眼部症候群（TASS）

● 眼科手術器械の不完全な洗浄により，洗浄剤を十分に除去しないままに滅菌した手術器械を使用すると生じる眼疾患である．

● 洗浄剤の十分な除去が大切である．化学物質や有機物を器械に遺残させたまま滅菌してはならない．

化学反応による大腸炎

● 大腸ファイバースコープ使用後の洗浄・消毒処理における高水準消毒薬がスコープ表面に遺残していた場合に，そのまま次の患者に使用した時に発生する化学的大腸炎である．

● 特にフタラールを使用した消毒後に，広範囲にわたって粘膜の脱落がみられることがある．

Memo

消化器内視鏡の洗浄

- スコープはくり返して多数の人に使用されるものであり，スコープを介して交差感染を起こしてはならない．
- 消毒を確実に行うためには，患者使用直後の洗浄が大切である．

ベッドサイドでの洗浄

- 検査を終えると同時に，スコープ外表面の清拭と吸引・鉗子チャンネルの吸引洗浄を行う．
- スコープの表面を傷つけないように扱い，洗浄剤は中性または弱アルカリ性の酵素洗浄剤を用いる．
- 吸引チャンネルでは，200mL 以上の洗浄剤を用意してその液を吸引する．
- 消毒前に有機物がスコープ表面に付着していると，高水準消毒薬との反応により有機物を固化させてしまう．したがって，消毒前の洗浄が大切である．

スコープケーブルの処理

- スコープに接続したケーブルおよび吸引チューブなどの接続部品による接触汚染を避けるため，送水ボトル接続チューブ，スコープケーブルおよび吸引チューブは，消毒用エタノールを使用して清拭消毒を行う．

漏水テストの実施

- 洗浄室で行われる用手洗浄の留意点は，漏水テストの実施である．
- 検査終了後に症例ごとに行われるもので，水中にて気泡を検出する方法および加圧した空気の漏れをメーターにて計測する方法がある．

スコープ外表面の洗浄

- 使用する洗浄剤は，中性もしくは弱アルカリ性の酵素洗浄剤を用いる．
- スコープ外表面を傷つけないようにスポンジなどを使用して行う．
- 鉗子起上装置のある十二指腸鏡のスコープ先端部位は，専用の極細ブラシを使用して丁寧に洗浄する．

その他の部位

- 送気・送水ボタン，吸引ボタン，鉗子栓などの洗浄は，スコープから外して行う．
- 吸引・鉗子チャンネルの洗浄は，チャンネル洗浄ブラシを用いてすべてのチャンネルをブラッシングする．
- 洗浄後のスコープ表面およびチャンネル内のすすぎは，大量の水道水を用いて行う．

スコープの自動洗浄

- スコープの自動洗浄・消毒装置は，その効果の均

一性および人体への消毒薬曝露を防止することができるため，有用である．

● 装置を使用する前の処理工程を省くと，スコープを十分に消毒できない．前処理工程としては，ベッドサイドでの吸引洗浄，スコープ表面の用手洗浄，吸引・鉗子チャンネル内のブラッシング，付属部品の洗浄があり，十分に行った後に自動洗浄・消毒装置を用いることが重要である．

その他の注意点などを記載

自動洗浄器

超音波洗浄

● 浸漬洗浄法に超音波を加えた洗浄法であり，短時間で高い洗浄能力がある．

● 洗浄法の原理は，キャビテーション，液粒子の加速度，物理化学的反応促進である．

● 作業者の個人差による洗浄のばらつきがなく，均一な洗浄効果が期待できる．

● 鉗子のボックスロック部や複雑な構造物でも対応可能である．

● 素材が柔らかい場合には，超音波が吸収されて機能が発揮できない．

● エアが留まっている場合には洗浄不良となる．

- バスケットの網目の間隔について適切なものを選ぶ必要がある．細かくなるほど超音波が伝わりにくい．
- 超音波洗浄にはアルカリ性洗浄剤が用いられることが多い．
- 泡立ちの良い洗浄剤は使用しない．低泡性もしくは無泡性洗浄剤を選択する．
- キャビテーション：微小な気泡が核となって，これが破壊する時に強力な衝撃力を発揮する．
- 全自動超音波洗浄器は，バスケットをコンベアにセットするだけで，洗浄から乾燥工程までが行われるものである．

ウォッシャーディスインフェクタ

- 噴射型洗浄器ともいわれ，噴射という物理的洗浄法を用いた装置である．
- 熱水消毒が可能であり，洗浄と同時に消毒殺菌もできるため，感染防止の面でも有用である．

〈 洗浄時の注意点 〉
- 自動洗浄のプログラムを設定する．
- 予備洗浄の有無，洗浄・消毒温度と時間，すすぎ回数，乾燥温度・時間，器材のセット方法などを考慮して，プログラムを設定する（**図1**）．
- 噴射される液体がまんべんなく器材に当たるように工夫する．
- 超音波洗浄機構が組み込まれたものも存在する．
- 回転噴射ノズルの噴射孔の目詰まりや回転不良をチェックする．

- ポンプの圧力不良をチェックする.
- 設定した熱水温度に達しているかをチェックする.
- 洗浄剤，潤滑防錆剤が正しくセットされているかどうかをチェックする.
- 器材に洗浄剤が溜まるようなセット方法ではないかをチェックする.
- 無泡性もしくは低泡性の洗浄剤を選択する.
- 連続的にウォッシャーディスインフェクタを使用する場合には，庫内温度が十分室温にまで低下してから次の器材を設置する.
  ・高温のまま血液汚染物を設置すると，固化を生じて洗浄不良となりやすい.

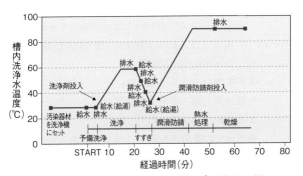

図1 》 ウォッシャーディスインフェクタの洗浄プログラムの例

文献 5) p60 より引用

その他の自動洗浄器

....

- 超音波洗浄と組み合わせた多槽式洗浄器
- ベッドパンウォッシャ（フラッシャーディスインフェクタ）
- マットレス洗浄消毒器　など

洗浄エリアでの医療安全

● 院内の中央滅菌材料部，すなわちサプライセンターでの安全性には，臨床部門への再生器材の供給における質保証として「患者への安全と質的サービスの向上」が挙げられ，さらに「医療スタッフの快適な作業環境と職業感染防止」の両面が確保されていなければならない．

洗浄スタッフの職業感染防止

● 標準予防策(スタンダードプリコーション)を励行する．
● 曝露防止対策として個人防護具を着用する．
　・手袋，マスク(防水)，ゴーグル，キャップ，防水エプロンまたはガウン，滑りにくい靴またはシューカバーの装備．
● 汚染器材を素手で触れない．
● 洗浄剤，溶液の飛沫を浴びない．
● 塵埃発生時の埃を吸引しない．
● すべての使用済み器材は感染性があるものとして扱う．
● 健康管理に努める．
　・ワクチン(B型肝炎など)接種
　・定期健康診断の受診

その他の注意点などを記載

洗浄作業環境の衛生管理

● 就労者以外は立入禁止とする.

● 人と器材の動線を考慮したレイアウトを設定する.

● 汚染器材と洗浄後器材を分離して,両者が交差しないシステムを構築する.

● 作業室内の換気と適切なエアフィルタの設置により,快適な作業空間とする.

● 仕分け洗浄室:汚染管理区域として,換気回数6回/時,外気量2回/時,陰圧制御,中性能フィルタを維持して,有害物質の室外への漏出を防止できる環境を整える.

● 手洗い専用の流し台を設置し,洗眼も可能な設備とする.

● 清掃しやすい建築素材を使用する.

洗浄

その他の注意点などを記載

引用・参考文献

1) 大久保憲ほか編:2020年版 消毒と滅菌のガイドライン,改訂第4版,p8-32,へるす出版,2020

2) Rutala WA:APIC guideline for selection and use of disinfectants. 1994, 1995, and 1996 APIC Guidelines Committee. Association for Professionals in Infection Control and Epidemiology, Inc. Am J Infect Control 24 (4):313-342, 1996

3) 吉田製薬文献調査チーム:器具および環境.消毒薬テキスト ―エビデンスに基づいた感染対策の立場から―,第4版(大久保憲監),p50-67,協和企画,2012

4) 島崎豊ほか:科学的根拠に基づいた消毒法の見直し.正しい根拠に基

づいた介護施設感染防止対策(大久保憲監), p100-105, 日総研出版, 2005

5) 大久保憲監修：医療現場における洗浄, p2-114, クリーンケミカル, 2007

6) 消化器内視鏡の感染制御に関するマルチソサエティ実践ガイド作成委員会：第4章 洗浄・消毒, 乾燥, 保管. 消化器内視鏡の感染制御に関するマルチソサエティ実践ガイド, 改訂版(大久保憲ほか編), S12-S17, 日本環境感染学会, 2013

7) 伏見了ほか：再使用器材の洗浄. これで解決！洗浄・消毒・滅菌の基本と具体策, p28-71, ヴァンメディカル, 2008

8) 尾家重治ほか：器材処理の絶対ルール. 現場ですぐ使える 洗浄・消毒・滅菌の推奨度別・絶対ルール227&エビデンス(大久保憲編), p110-164, メディカ出版, 2009

9) 日本医療機器学会監, 高階雅紀編：滅菌概論. 医療現場の滅菌, 改訂第5版, p53-58, へるす出版, 2020

Memo

⋯⋯⋯

消毒

| 目的 | *消毒薬の特性・種類・選択基準について理解する
*消毒方法，消毒の実践について理解する
*感染症や病原体に対応した消毒法について理解する |

消毒と感染制御

● 感染症の発生には，次の諸条件がすべて満たされることが必要条件である.

- ・原因微生物の存在
- ・生体への感受性部位(侵入部位)の存在
- ・感染症を惹起するのに十分な摂取量

● 感染制御とは，これらの条件のどれか1つ以上を欠けさせるような対策をすることである.

● 対象とする微生物が感染症を惹起しえない水準まで殺滅または減少させる処理方法のひとつが消毒であり，一定の抗菌スペクトルをもった処理方法である.

- 消毒は，生存する微生物の数を減らすために用いられる処置法で，必ずしも微生物をすべて殺滅除去するものではない．

化学的消毒法

- 気体：オゾン殺菌法など
- 液体：各種消毒薬

物理的消毒法

- 流通蒸気法：加熱した水蒸気を直接流通させて微生物を殺滅する方法で，100℃の流通蒸気の中に30〜60分間放置する．
- 煮沸法：沸騰水の中に沈めて15分間以上煮沸する．
- 間歇法：80〜100℃の熱水または流通水蒸気中で1日1回，30〜60分間ずつ3〜6回加熱をくり返して微生物を殺滅する．
- 熱水消毒法：80℃10分間の処理
- 紫外線照射法
- 熱が使用できない場合に消毒薬を用いる．すなわち適当な熱消毒の設備がない場合や，生体および環境と非耐熱性の医療用具などが対象となる．
- 消毒に影響する因子：消毒対象物に付着する有機物，消毒薬の濃度，温度，接触時間，対象物の構造，pH（水素イオン濃度）などがある．

消毒薬の特性

- 微生物に対する抗菌スペクトル：すべての微生物に有効なものはない．効果の及ばない微生物が必ず存在する．
- 微生物との適切な接触時間：消毒薬は必ずしも速効的ではない．殺菌のための時間は微生物の抵抗性と消毒薬の種類により異なり，通常は3分間以上の接触時間を要する．
- 血液などの有機物が混入すると，殺菌効果が減弱する(不活性化)．
- 生体毒性があり，皮膚，呼吸器，中枢神経系などに対して障害を示す．
- 化学的に不安定な物質で，保存による効果の低下がある．
- 消毒対象物に対して金属腐食作用，素材の劣化などの悪影響を及ぼすことがある．
- 使用方法が複雑なものが多く，正しい濃度で使用する．
- 不快な臭気や異常な着色がある．
- 廃棄により環境汚染をきたす．
- 消毒薬の中でも生息できる微生物がいる．

消毒

消毒薬の殺菌力に影響する因子

- 濃度
- 温度
- 接触時間

消毒薬の濃度表示

● 容積に対する有効成分の重量（w/v%）で表示される.

● 以下の例外がある.
- ・アルコール類はv/v%
- ・次亜塩素酸ナトリウムはparts per million（ppm）表示する. 10%溶液は100,000ppm, 1%は10,000ppm, 0.1%は1,000ppmに相当する.
- ・ポビドンヨードでは, 有効ヨウ素濃度と殺菌作用に直接関与する遊離ヨウ素濃度がある. 10w/v%ポビドンヨードの原液では, 有効ヨウ素濃度は10,000ppm（チオ硫酸ナトリウムで定量）であり, 遊離ヨウ素濃度は1ppmである. 100倍希釈した0.1w/v%溶液では, 有効ヨウ素は100ppmであるが, 遊離ヨウ素は最高濃度25ppmとなる.

消毒方法

浸漬法
....

● 容器に消毒薬を入れ, 完全に器具を浸漬して器具表面に消毒薬を十分接触させて殺菌する方法である.

清拭法
....

● 消毒薬をガーゼや雑巾もしくはモップにしみ込ま

せて，環境の表面などを拭き取る方法である.
- 消毒薬は第四級アンモニウム塩，両性界面活性剤もしくは消毒用エタノールを使用する.

散布法

....

- スプレー法ともいわれ，器具を用いて消毒薬を撒く方法である.
- 散布粒径は100μmから数mm程度の比較的大きな粒子である.
- 清拭法では消毒不可能な，割れ目や隙間のみが適応となる.
- 使用される消毒薬は，第四級アンモニウム塩，両性界面活性剤が中心となる.高水準の消毒薬は作業者の安全性や，周辺に流出した場合の悪影響の面から推奨できない.
- 消毒用エタノールの散布は，発火して燃焼や爆発の危険があるため使用してはならない.
- 環境への散布法は不確実な消毒法であり，基本的消毒法ではない.

灌流法

....

- 細長い内腔を有している器材の消毒法である.
- チューブ類，カテーテル類，麻酔の蛇管，内視鏡，透析装置，ベンチレータの回路などが適応となる.

高水準消毒薬

．．

- 接触時間を長くすれば，真菌および芽胞など，あらゆる微生物を殺滅できるため，化学滅菌剤（chemical sterilant）とも呼ばれている．
- 短時間の接触では，大量の芽胞の場合を除いてすべての微生物を殺滅できる．

自施設の消毒薬を記載

中水準消毒薬

．．

- 結核菌その他の細菌，ほとんどのウイルスや真菌を不活性化もしくは死滅させることができる．
- このグループには殺芽胞性を有する消毒薬も存在する．

自施設の消毒薬を記載

低水準消毒薬

● ほとんどの細菌や真菌と一部のウイルスには有効
であるが，結核菌や芽胞には無効であり，このグ
ループの消毒薬には耐性のある微生物も数多く存
在する．

自施設の消毒薬を記載

消毒

スポルディングの分類

スポルディングの分類とは

● E.H.Spauldingは，消毒薬による処理可能な微
生物の分類から，消毒薬を3つに分類した．患者
に使用する医療器材を，それが使用される部位に
対する感染の危険度に応じたカテゴリーに分類し
て考える方式である（器材分類）．すなわち，どの
ような疾患の患者に使用された器材でも同一の洗
浄が行われるが，患者のどの部位に使用する器材
かにより消毒・滅菌の水準を変えるものである（消
毒水準分類）．

スポルディングによる器材分類

[クリティカル器材]
- 無菌の体内に埋め込むか血液と長期間接触するもので, 滅菌を必要とする.
- 消毒薬での対応は困難であるが, どうしても滅菌できないものに対しては化学滅菌剤にて長時間処理をする.
- 予備洗浄を確実に行い, 接触時間と温度, pHなどの条件を厳しく守った場合にのみ使用可能となる.
- 【対象物】
  手術器械, 眼内レンズ, 心臓カテーテル, 針など
- 【消毒薬(化学滅菌剤)】
  滅菌が基本であるが, グルタラール, 過酢酸による化学滅菌が行われる場合がある.

[セミクリティカル器材]
- 粘膜および創のある皮膚と接触する器材をいう.
- 本来は使用前に滅菌処理すべきものであるが, 非耐熱性器材, 処理に時間をかけられない器材(内視鏡など)では, 高水準の消毒薬による処理が行われる.
- 【対象物】
  呼吸器系に接触する器材, 麻酔器材, 眼圧計, 凍結手術用器材　など
- 【消毒薬】
  グルタラール, 過酢酸, フタラール
- 創のある皮膚に使用する体温計などは, 中水準の消毒薬による処理が必要である.

[ノンクリティカル器材]

● 創のない正常な皮膚と接触するもので，粘膜とは
接触しない器材をいう．

● 【対象物】
聴診器，便器，血圧測定用カフ，松葉杖，ベッド
枠，リネン類，ベッドサイドテーブル　など

● 【消毒薬】
低水準の消毒薬もしくは水拭き

スポルディングによる消毒水準分類

[滅菌]

● すべての微生物を排除または死滅できる．

[高水準消毒]

● 多数の芽胞を除き，すべての微生物を死滅できる．

[中水準消毒]

● 結核菌，栄養型細菌，ほとんどのウイルス，ほと
んどの真菌を殺滅するが，必ずしも芽胞を殺滅し
ない．

[低水準消毒]

● ほとんどの栄養型細菌，ある種のウイルス，ある
種の真菌を殺滅する．

表1 》スポルディングによる器材分類と消毒水準

クリティカル器材	滅菌が必要
セミクリティカル器材	高水準消毒が必要．なお，一部の物品（粘膜接触の体温計，水治療タンクなど）は中水準消毒でよい
ノンクリティカル器材	低水準〜中水準消毒または洗浄，清拭を行う

消毒

鋼製小物の消毒

- 鋼製小物類は最終的に滅菌して使用されるものであり，その一次処理として消毒薬を使用する必要はない．しかし滅菌までの保管や器械組み作業者の感染の危険性を考えると，一次処理において感染性を排除しておく意義は高い．

- 血液，体液が付着したものは感染性があり，使用後は現場で洗浄せずに運搬用コンテナあるいは蓋付き容器などに密封して専用の洗浄室へ運搬することを基本とする．病棟や外来など，各使用部署にある流し台などで洗浄を行うことは，作業者に対する危険性ならびに周辺環境汚染を起こすため，禁止すべきである．

- 専用の洗浄室では，作業者は個人防護具のもとに，器械を分解し洗浄しやすい工夫をして，ウォッシャーディスインフェクタを使用した高温洗浄処理が推奨されている．

- 専用の洗浄装置がない場合の血液媒介ウイルスを対象とした処理では，器械を分解して流水による用手予備洗浄を行い，血液などの有機物を完全に除去した後，2w/v％グルタラールに1時間以上浸漬消毒する．その後，再び洗浄を行って消毒薬を除去する．

自施設の消毒について記載

洗浄できない器材の消毒

● 電気メスのホルダー，ボーンソー，ドリルなどは，流水による洗浄が不可能である．

● 予備洗浄ができない器材については，生理食塩水またはアルコールをしみ込ませたガーゼなどにより清拭した後，酸化エチレンガス滅菌もしくは過酸化水素ガスプラズマ滅菌を行う．

自施設の消毒について記載

消毒

手術用リネン（覆布）類の処理

● 手術室において，血液や体液で汚染される可能性のあるシーツや覆布類は，焼却処理してもコスト面で負担の少ない非透過性の不織布ディスポーザブル製品を使用する．

● ゴムシーツやエプロンが感染性の高い血液で汚染された場合には，洗浄や滅菌が困難であるばかりか，その処理を行う作業者にも危険が及ぶので，なるべくディスポーザブル製品を使用する．

● 血液の付着した木綿製品を再使用する場合には，80℃以上の熱水で10分間洗濯を行う．

消化器内視鏡の消毒

- 内視鏡消毒には，次の患者に使用するまでの患者間消毒と，その日の最終に行われる高次元消毒がある．
- 消毒法により用手洗浄消毒法と自動洗浄器消毒法とに分けられるが，自動洗浄器を使用する場合でも内視鏡表面の清拭やチャンネル内のブラッシングが不可欠であり，予め用手洗浄を行う必要がある．

[消毒手順]

- 内視鏡のチェック
  - ・外表面のチェックと生検チャンネルの損傷の有無を精査する(リークテスト)．
- 予備洗浄
  - ・器材の表面の病原微生物を除去し，消毒薬の殺菌活性を妨げる有機物も除去する．
- 消毒
  - ・消毒薬として2～3w/v%グルタラール，過酢酸，フタラールが使用される．
  - ・まず，専用チューブを用いて消毒薬を鉗子起上

チャンネルに注入する.
・そして内視鏡全体を消毒薬の中に浸漬し,各孔の中にも注入する.
・次の患者に使用するまでの間の洗浄・消毒では,グルタラールへの浸漬時間は10分間とする(気管支鏡検査では20分間以上の浸漬).
・その後,各チャンネル内に水を注入して消毒薬を洗い流す.
・次に,アルコールを各チャンネル内に注入後,乾燥させる.

環境消毒

手術室内の環境消毒

● 手術室の手術台,床,壁,天井,無影灯などが感染源となることはまれである.しかし,術後の部屋を清潔に維持するためには,環境の清掃が大切である.
・消毒薬を使用した消毒の有用性を示すデータはないが,目に見える汚染があった場合には,適当な消毒薬を用いた清浄化(環境消毒)が必要である.
● 血液を主体とした汚染があった場合には,1,000ppm(0.1%)次亜塩素酸ナトリウムによる清拭消毒を行う.
● 通常は,その日の最後の手術が終了した時点で,両性界面活性剤もしくは第四級アンモニウム塩を用いて床消毒をする.

病室内の環境消毒

●●●●●●●●●●●●●●●●●●●●●●●●●●●●●●●●●●●●●●

- 消毒薬を使用して床消毒を行っても，消毒直後は一次的に細菌数が減少するが，すぐにまた元の細菌数に戻ってしまう．したがって日常の床清掃は，ほこりを巻き上げないように湿式清掃で行うことが推奨されている．

- モップを使用する方式では，清潔なモップの維持が大切である．使用後のモップは消毒して，乾燥後に保管しなければならない．

- モップの消毒は，洗浄後に1,000ppm次亜塩素酸ナトリウムに30分間以上浸漬する．第四級アンモニウム塩，両性界面活性剤などの使用も可能である．その後よく乾燥させて保管する．

- 紫外線殺菌灯を照射する方法もあるが，十分量の照射時間と影を作らないような工夫が必要である．

Memo
....

....

....

....

....

....

....

....

消毒薬一覧と使用濃度

● 消毒薬と使用濃度を**表2～4**に示す.

表2 》 高水準消毒薬と使用濃度

薬品	濃度	用途・特徴・注意点
過酢酸	0.3%	・蒸気曝露に注意 ・高水準薬 ・材質の劣化防止に注意 ・ウイルス汚染の医療機器用
グルタラール	2～3.5%	・蒸気の吸入毒性に注意 ・蓋つきの容器で浸漬消毒可能
フタラール	0.55%	・内視鏡消毒用

表3 》 中水準消毒薬と使用濃度

薬品	濃度	用途・注意点
次亜塩素酸ナトリウム	100～125ppm	・哺乳瓶,蛇管
	200ppm	・食器,まな板,リネン(5分間浸漬後水洗い)
	500～1,000ppm	・ウイルス汚染の環境,リネン
ポビドンヨード	原液(10%)	・手術部位皮膚,創傷部位,感染皮膚面
	原液(7.5%)	・洗浄剤配合のため粘膜や創部に用いない
	63%エタノール配合(10%)	・粘膜や創部に用いない
消毒用エタノール	原液	・手指,皮膚,手術部位皮膚,トイレの便座の消毒 ・引火性に注意

消毒

Memo
....
....
....
....
....

表4 》低水準消毒薬と使用濃度

薬品	濃度	用途・注意点
クロルヘキシジングルコン酸塩	0.05%	・創傷部位が適用 ・膀胱・腟・耳へは禁忌
	0.1 ～ 0.5%	・手指，皮膚，医療器材
	原液 4%	・手指消毒 ・頻回使用を避ける（手荒れの防止）
ベンザルコニウム塩化物	0.01%	・感染皮膚面
	0.01 ～ 0.025%	・手術部位粘膜，創傷部位
	0.02 ～ 0.05%	・腟
	0.1%	・手指消毒
	0.1 ～ 0.2%	・医療器材，環境
アルキルジアミノエチルグリシン塩酸塩	0.01 ～ 0.05%	・手術部位粘膜，創傷
	0.05 ～ 0.2%	・手指，皮膚
	0.1 ～ 0.2%	・医療器材，環境
アクリノール	0.05 ～ 0.1% （含嗽）	・口腔領域における化膿局所
リバノール	0.05 ～ 0.2%	・化膿局所

一類，二類，三類感染症の消毒法概要

一類ウイルス感染症：
エボラ出血熱，マールブルグ病，クリミア・コンゴ出血熱，ラッサ熱，南米出血熱

....

[消毒のポイント]
● 厳重な消毒が必要である．
● 血液，分泌物，排泄物が付着している部分の消毒を行う．

[消毒法]
● 80℃ 10分間の熱水

- 500〜5,000ppm 次亜塩素酸ナトリウム清拭または30分間浸漬
- アルコール清拭（消毒用エタノール，70％イソプロパノール）または30分間浸漬
- 2〜3.5％グルタラールに30分間浸漬

一類細菌感染症：ペスト

[消毒のポイント]
- 肺ペストは飛沫感染であるが，患者の物品や病室環境の消毒を行う．

[消毒法]
- 80℃10分間の熱水
- 0.1％第四級アンモニウム塩や両性界面活性剤に30分間浸漬
- 0.2％第四級アンモニウム塩や両性界面活性剤で清拭
- 100〜1,000ppm 次亜塩素酸ナトリウムに30〜60分間浸漬
- 消毒用エタノールで清拭

一類ウイルス感染症：痘そう（天然痘）

[消毒のポイント]
- 厳重な消毒が必要である．
- 患者環境消毒を行う．

[消毒法]
- 80℃10分間の熱水

- 500〜5,000ppm次亜塩素酸ナトリウム清拭または30分間浸漬
- アルコール清拭（消毒用エタノール，70％イソプロパノール）または30分間浸漬
- 2〜3.5％グルタラールに30分間浸漬

二類感染症：
結核，鳥インフルエンザ，中東呼吸器症候群，急性灰白髄炎

[消毒のポイント]
- 結核：患者使用物品や患者環境消毒を行う．
- 鳥インフルエンザ（H5N1，H7N9），重症急性呼吸器症候群（SARS）：患者使用物品や患者環境消毒を行う．
- 中東呼吸器症候群（MERS）
- 急性灰白髄炎（ポリオ）：糞便汚染のある環境を消毒する．

[消毒法]
- 80℃10分間の熱水
- 500〜5,000ppm次亜塩素酸ナトリウム清拭または30分間浸漬
- アルコール清拭（消毒用エタノール，70％イソプロパノール）または30分間浸漬
- 2〜3.5％グルタラールに30分間浸漬

二類感染症：ジフテリア

[消毒のポイント]

● 皮膚ジフテリア以外は飛沫感染であり，患者使用物品および患者環境消毒を行う.

[消毒法]

● 80℃ 10分間の熱水

● 0.1％第四級アンモニウム塩や両性界面活性剤に30分間浸漬

● 0.2％第四級アンモニウム塩や両性界面活性剤で清拭

● 100～1,000ppm次亜塩素酸ナトリウムに30～60分間浸漬

● 消毒用エタノールで清拭

三類感染症：
コレラ，細菌性赤痢，腸管出血性大腸菌感染症，腸チフス，パラチフス

[消毒のポイント]

● コレラ，細菌性赤痢，腸管出血性大腸菌感染症は，患者の糞便で汚染された部位を消毒する.

● 腸チフス，パラチフスは，糞便以外に尿，血液汚染部も消毒する.

[消毒法]

● 80℃ 10分間の熱水

● 0.1％第四級アンモニウム塩や両性界面活性剤に30分間浸漬

- 0.2%第四級アンモニウム塩や両性界面活性剤で清拭
- 100〜1,000ppm次亜塩素酸ナトリウムに30〜60分間浸漬
- 消毒用エタノールで清拭

B型肝炎ウイルス，C型肝炎ウイルス，ヒト免疫不全ウイルス（HIV）

- 鋼製小物
  - ウォッシャーディスインフェクタで93℃・10分間
  - 0.55%フタラール
  - 2〜3.5%グルタラールに10分間浸漬
- リネン
  - 熱水洗濯で80℃10分間
  - 500〜1,000ppm次亜塩素酸ナトリウムに30分間浸漬

ノロウイルス

- トイレ掃除：アルコールで二度拭き清掃（アルコールには抵抗性あり）
- 吐物：汚れを除去後に1,000ppm次亜塩素酸ナトリウムで二度拭き消毒
- リネン：熱水（80℃10分間）
- 食器：熱水（80℃10秒間）
- 手指：流水と石けんで手洗い後に速乾性擦式アルコール製剤

クロストリディオイデス・ディフィシル

....

- トイレ掃除：1,000ppm 次亜塩素酸ナトリウムで
  清拭消毒
- ベッドパン：ベッドパンウォッシャで90℃1分間の
  蒸気
- オーバーテーブル：1,000ppm 次亜塩素酸ナトリ
  ウムで清拭

新型コロナウイルス（SARS-CoV-2）

....

- 病室床：500～1,000ppm 次亜塩素酸ナトリウム
  で清拭
- 呼吸器関連器材：ウォッシャーディスインフェクタ
  で93℃10分間，もしくは100～200ppm 次亜
  塩素酸ナトリウムに30～60分間浸漬
- 鋼製小物：ウォッシャーディスインフェクタで
  93℃・10分間
- リネン：熱水洗濯で80℃10分間，もしくは500～
  1,000ppm 次亜塩素酸ナトリウムに30分間浸漬

Memo

....

....

....

....

....

引用・参考文献

1) 大久保憲ほか編：2020年版 消毒と滅菌のガイドライン，改訂第4版，p8-32，へるす出版，2020
2) Rutala WA：APIC guideline for selection and use of disinfectants. 1994, 1995, and 1996 APIC Guidelines Committee. Association for Professionals in Infection Control and Epidemiology, Inc. Am J Infect Control 24 (4)：313-342, 1996
3) 吉田製薬文献調査チーム：器具および環境．消毒薬テキスト －エビデンスに基づいた感染対策の立場から－，第4版（大久保憲監），p50-67，協和企画，2012
4) 島崎豊ほか：科学的根拠に基づいた消毒法の見直し．正しい根拠に基づいた介護施設感染防止対策（大久保憲監），p100-105，日総研出版，2005
5) 大久保憲監修：医療現場における洗浄，p2-114，クリーンケミカル，2007
6) 消化器内視鏡の感染制御に関するマルチソサエティ実践ガイド作成委員会：第4章 洗浄・消毒，乾燥，保管．消化器内視鏡の感染制御に関するマルチソサエティ実践ガイド，改訂版（大久保憲ほか編），S12-S17，日本環境感染学会，2013
7) 伏見了ほか：再使用器材の洗浄．これで解決！洗浄・消毒・滅菌の基本と具体策，p28-71，ヴァンメディカル，2008
8) 尾家重治ほか：器材処理の絶対ルール．現場ですぐ使える 洗浄・消毒・滅菌の推奨別・絶対ルール227＆エビデンス（大久保憲編），p110-164，メディカ出版，2009
9) 日本医療機器学会監，高階雅紀編：滅菌概論．医療現場の滅菌，改訂第5版，p53-58，へるす出版，2020

Memo

....

....

....

....

....

....

....

....

滅菌

目的	*滅菌法の種類と特性について理解する *化学的インジケータ，生物学的インジケータについて理解する

無菌性保証水準（SAL）

- 滅菌後の製品に1個の微生物が存在する確率（10の何乗分の1かの確率）のことで，通常10^{-n}で表される．
- 現在ではSALとして10^{-6}が採用されている．滅菌後の医療機器に1個の微生物が存在する確率として定義される．
- この水準に達することのできる滅菌法は，高圧蒸気滅菌，乾熱滅菌，放射線滅菌，酸化エチレンガス滅菌，過酸化水素低温ガスプラズマ滅菌，低温蒸気ホルムアルデヒド滅菌，過酸化水素ガス低温滅菌などである．

主な滅菌法の種類

物理的滅菌法

- 加熱法：高圧蒸気滅菌，乾熱滅菌法
- 照射法：放射線滅菌法（ガンマ線，電子線，制動放射線）
- 濾過滅菌法

化学的滅菌法

- 酸化エチレンガス滅菌法
- 過酸化水素低温ガスプラズマ滅菌法
- 低温蒸気ホルムアルデヒド滅菌法
- 過酸化水素ガス低温滅菌法
- その他（化学滅菌剤による滅菌法：過酢酸，グルタラールなど）

滅菌バリデーションとは

- 設定した滅菌条件が機能していることを科学的に実証して，期待されるSALが達成できているかを検証することである．
- 質の高い滅菌物を常に供給するための方策である．
- **表1**の3つの確認試験で構成されている．

表1 》 滅菌バリデーション

確認試験	内容
installation qualification（IQ）据付時適格性確認	滅菌器が予め定められた基準どおりに据付けられているかを確認する
operational qualification（OQ）運転時適格性確認	その装置の性能が予め定めた基準で正しく運転されることを確認する
performance qualification（PQ）稼働性能適格性確認	その装置に被滅菌物を入れ，定められた滅菌条件に従って滅菌工程を実施し，適切に滅菌できていることを確認する

滅菌法の選定

- 被滅菌物が，滅菌により性能および機能が劣化しないかどうかを確認する．

● 高温，高湿の条件に耐えられるものについては高圧蒸気滅菌器を第一選択とし，加熱などに耐えられないものは酸化エチレンガス滅菌もしくは過酸化水素低温ガスプラズマ滅菌を選択する．

包装の素材

....

● 滅菌バリアシステム（包材）が，滅菌剤ならびに滅菌工程によって変化を起こしても無菌性の破綻に結びつかないことおよび滅菌剤を十分に浸透できるものかどうかを確認する．

主な滅菌法の特性

高圧蒸気滅菌

....

● 短時間で確実な滅菌が可能である．病院内で行うことのできる滅菌法では一番信頼性が高い．
● 滅菌条件として温度と維持すべき時間，圧力の変化を確認する
　・一般的な滅菌条件は，134℃・3〜3.5分間が最低条件である．
● 最も滅菌が困難と予想される場所（コールドスポット）において，飽和水蒸気が確実に到達することを確認する．
● 適用：ガラス製品，磁器製，金属製，ゴム製，紙製，繊維物，水，培地，試薬・試液
● 高圧蒸気滅菌には，予めチャンバー内の空気を除去する方式により，重力置換式（gravity type）とプリバキューム式（prevacuum type）がある．前

者の方式では十分な蒸気の置換が行われず，滅菌に時間を要する．

ハイスピード滅菌器

....

- 滅菌チャンバー内の空気除去が十分に行われない重置換式タイプのため，132℃・3分間に設定されているものが多い．
- 被滅菌物は包装されていないため，緊急時の対応として限られた使用に用いるべきである．

酸化エチレンガス（EOG）滅菌

....

- すべての微生物に有効である．
- 比較的低温で滅菌できるため，用途は広い．
- 耐熱性や耐湿性の低いカテーテル類，内視鏡，麻酔関連器材，カメラ，腹腔鏡下手術器材などが適用となる．

- EOG滅菌には湿度は必要であるが，濡れているものは滅菌できない．
- 滅菌条件は37〜63℃・1〜6時間であるが，滅菌後のエアレーションに時間を要する．
- EOGと被滅菌物との反応性，残留性について留意する．
- EOGは毒物であり，特定化学物質障害予防規則（特化則）に従って取り扱う．
- 被滅菌物に適したSALを達成するために，温度，時間，湿度，圧力，EOGガス濃度，エアレーション時間などのパラメータを設定する．

適用製品などを記載

過酸化水素低温ガスプラズマ滅菌

- 一般細菌，芽胞，真菌，ウイルスを含むすべての微生物を殺滅できる．
  ・クロイツフェルト・ヤコブ病プリオンに対する不活化効果も確認されている．
- 滅菌物としては，金属製品，プラスチック製品が対象となるが，プラズマが吸収されてしまうセルロース類は滅菌できない．さらに，高真空に耐えられないものや対象物に水分や空気を含むものも滅菌できない．
  ・滅菌不可の例：天然の木綿布類，木綿糸類，

木製品，発泡スチロール，液体，粉体など
- 包材は，過酸化水素透過性を有し，過酸化水素の吸着がないものを選ぶ．たとえば，ポリエチレン製・ポリプロピレン製不織布製品を用いる．
- 細い管路を有するものは浸透性が低いため，専用ブースタを取り付けて滅菌する．

適用製品などを記載

過酸化水素ガス低温滅菌

- 使い捨てカートリッジからの液体過酸化水素を，加熱した気化器を通して蒸発させ滅菌チャンバーに送り込む方式と，陰圧または陽圧を利用して空気などのキャリアガスにより滅菌チャンバー内に注入する方式がある．
- セルロース，パルプ製品，液体，粉体は滅菌できない．

適用製品などを記載

低温蒸気ホルムアルデヒド滅菌

- 1960年代にAlderが，陰圧下のチャンバー内で100℃以下の低温蒸気にホルムアルデヒドを添加することにより，細菌芽胞に対して有効な効果を示すことを発見した．

- わが国では，2005年に薬事法上に「ホルムアルデヒド滅菌」という記載がなされ，2011年に低温蒸気ホルムアルデヒド滅菌法が承認を取得して販売が開始された．

- ホルムアルデヒドは，単体では浸透性が低く，十分な殺芽胞効果は期待できないとされてきたが，殺芽胞性を実現するためには飽和蒸気の存在が必要となることが明らかとなって，本滅菌法が開発された．

- 低温蒸気ホルムアルデヒド滅菌法は，チャンバー内の空気を十分に除去した後に，55〜80℃の低温飽和蒸気とホルムアルデヒドの混合気体としてチャンバー内に充満させて，蒸気の浸透性とホルムアルデヒドの殺菌力の相乗効果によるアルキル化により滅菌を達成する低温滅菌方式である．滅菌温度は55℃，65℃，80℃から選択可能である．

- 密封方式のホルムアルデヒド使用の滅菌器は，特定化学物質障害予防規則（特化則）の適用を除外されている．

滅菌

適用製品などを記載

CI の分類

- CIはISO 11140-1にて性能別にタイプ1〜6に分類されている(**表2**).
- インジケータテープ・ラベルや滅菌バッグに印刷されている包装外部用CIは,タイプ1のプロセスインジケータである.
- 包装内部用のインジケータカード類は,タイプ3〜6のシングル,マルチ,インテグレーティング,エミュレーティングの各インジケータに分類される.

表2 》 ISO 11140-1 による化学的インジケータのタイプ分類

タイプ分類	概要	使用目的
1	プロセスインジケータ	滅菌工程の通過を確認する
2	スペシャルインジケータ	例:ボウィー・ディックテスト　など
3	内部インジケータ シングルクリティカルプロセスバリアブルインジケータ	1つの滅菌条件に反応する
4	内部インジケータ マルチクリティカルプロセスバリアブルインジケータ	複数の重要な滅菌条件に反応する
5	内部インジケータ インテグレーティングインジケータ	すべての滅菌条件に反応する
6	内部インジケータ エミュレーティングインジケータ	すべての滅菌条件に反応する

生物学的インジケータ(BI)

- 生物学的インジケータ(BI)は,該当する滅菌法に対して強い抵抗性をもつ指標菌の芽胞を一定量含むもので,滅菌工程の設定および滅菌工程の管理に用いる.
- CIと組み合わせて用いる.

高圧蒸気滅菌

- *Geobacillus stearothermophilus* のBIを少なくとも日に1回以上使用する.
- インプラント器材については毎回使用し,BIの陰性結果を確認後に払い出す.

EOG 滅菌

- *Bacillus atrophaeus* のBIを毎回使用する.
- インプラント器材については毎回使用し,BIの陰性結果を確認後に払い出す.

過酸化水素低温ガスプラズマ滅菌

- *Geobacillus stearothermophilus*,*Bacillus atrophaeus* などのBIを毎回使用する.
- インプラント器材については毎回使用し,BIの陰性結果を確認後に払い出す.

滅菌物の安全保存期間（有効期限）

- 包装された滅菌物の無菌性が破綻するのは，汚染される可能性のある事象（event）が存在したかどうかによる．これが事象依存型無菌性維持（ERSM）の考え方である．

- しかし，どのような事象が加わると無菌性に影響が出るかについては，個々の条件を明らかにできない．したがって，時間依存性も加味したtime and event related sterility maintenanceの概念が重要である．

引用・参考文献

1) 大久保憲ほか編：2020年版 消毒と滅菌のガイドライン，改訂第4版，p8-32，へるす出版，2020
2) Rutala WA：APIC guideline for selection and use of disinfectants. 1994, 1995, and 1996 APIC Guidelines Committee. Association for Professionals in Infection Control and Epidemiology, Inc. Am J Infect Control 24 (4)：313-342, 1996
3) 吉田製薬文献調査チーム：器具および環境．消毒薬テキスト ーエビデンスに基づいた感染対策の立場からー，第4版（大久保憲監），p50-67，協和企画，2012
4) 島崎豊ほか：科学的根拠に基づいた消毒法の見直し．正しい根拠に基づいた介護施設感染防止対策（大久保憲監），p100-105，日総研出版，2005
5) 大久保憲監修：医療現場における洗浄，p2-114，クリーンケミカル，2007
6) 消化器内視鏡の感染制御に関するマルチソサエティ実践ガイド作成委員会：第4章 洗浄・消毒，乾燥，保管．消化器内視鏡の感染制御に関するマルチソサエティ実践ガイド，改訂版（大久保憲ほか編），S12-S17，日本環境感染学会，2013
7) 伏見了ほか：再使用器材の洗浄．これで解決！洗浄・消毒・滅菌の基本と具体策，p28-71，ヴァンメディカル，2008
8) 尾家重治ほか：器材処理の絶対ルール．現場ですぐ使える 洗浄・消毒・滅菌の推奨度別・絶対ルール227＆エビデンス（大久保憲編），p110-164，メディカ出版，2009
9) 日本医療機器学会監，高階雅紀編：滅菌概論．医療現場の滅菌，改訂第5版，p53-58，へるす出版，2020

第 **5** 章

感染症に関わる検査と
病院で問題となる
微生物

5

感染管理で注意すべき微生物

目的	*感染症の検査について理解する *病院で問題となるウイルス，細菌，真菌などを理解する

はじめに

- 感染管理において注意すべき微生物の数は数え切れないが，日常的に遭遇する微生物の種類は限られている．

- 感染症は感染部位，病原体，宿主の状況を把握することが重要である．特にウイルス感染症は原因病原体がわかれば，感染経路，潜伏期，感染可能期間が明確となり，適確な感染予防対策ができる．

- 一方，細菌や真菌は日和見感染の原因病原体であり，いくつかの病原体を除けば汚染環境や保菌患者から手指や器材を介して感染し，定着後保菌状態となり，患者の病状変化（重症化，腎不全，意識低下など）や医療介入（移植，免疫抑制剤，カテーテルなど異物挿入など）により発症する．

- 特に薬剤耐性菌は医療施設内感染において重要で，適切な感染対策が実施されないと感染拡大する．重要な微生物を本項の最後に**表A**，**B**(p.150-162)としてまとめた．

感染症の検査 (図1, 表1)

● 感染症の検査は原理的に大きく5つに分かれる.

1. 直接観察法

- グラム染色や抗酸菌染色などにより光学顕微鏡で菌種を推定する.
- 一方, 真菌は培養後実体顕微鏡により子嚢や分生子などの形態を観察し同定する. またウイルスは電子顕微鏡により形態的観察を行う.

2. 免疫学的検査法①

- 抗体検査法は, 感染した生体の液性免疫により産生される病原体特異的な抗体を検出するため, 感染初期には検出できないことがある.
- 一方で感染の既往を知ることで疫学調査に利用される.

3. 免疫学的検査法②

- 抗原検査法は, 感染部位に存在する病原体 (抗原) を15〜30分程度で抗原抗体反応により検出 (多くはイムノクロマト法を使用し, 陽性・陰性の判定), または自動免疫機器による抗原定量法 (定量的に抗原量を測定可能) がある.

4. 遺伝子検査法

- 原因病原体がもつ特異的な遺伝子の配列部分を検出する.
  - ①核酸増幅法:目的とする病原体に特異的な配列部分をPCR法などにより増幅することで高感度・高特異度で検出が可能
  - ②次世代シーケンサー (NGS) によるゲノム解析:増幅後の16S rRNAをNGSによるゲノム解析後, 菌種を確定する. 培養不可能な菌種

- 塗抹検査：グラム染色等 ——— 染色
- 分離培養：病原体を培養 ——— 培養
- 抗原検出：病原体・毒素を直接検出 ⎫
- 抗体検出（血清学的） ⎬ 免疫学的方法
  - 生体の免疫学的反応を利用 ⎭
- 遺伝子検査：病原体・毒素の遺伝子 ——— 遺伝子
  を直接的に検出

- 感染症の疫学：伝播様式 ——— 分子疫学

図1 》》 感染症の診断方法

表1 》》 感染症診断法の比較

診断法	目的検出物	対象微生物	検査時間	感度	特異度
遺伝子 （PCR, NGS など）	微生物の特定 遺伝子	ウイルス, 細 菌, 真菌, 結 核菌, クラミ ジアなど	1 時間〜 10 数時間	◎	◎
免疫学的	微生物の特定 抗原		数十分〜 数時間	○	○
	微生物に対す る血清中抗体		数時間	△〜×	○
培養 寒天培地 または細胞培養	微生物	細菌・真菌・ ウイルス 培養不可能な 微生物あり	数時間 〜数日間 〜数週間	○	◎
直接観察 光学・電子顕微鏡	形態	細菌・真菌・ ウイルス	10 分〜 数日	△	△

も同定可能であり，また同一菌種の関連性や
菌叢解析も可能となる．微生物の全ゲノム解
析により分子疫学的解析や系統解析も可能で
ある．

5. 培養法
   ・最も基本的な感染症の診断方法である．
   ・感染部位から採取した病原体を寒天培地に分
   離培養後，生化学的性質，質量分析装置，遺
   伝子検査等で同定し菌種を決定する．

・ウイルスの場合は培養細胞に感染させ，ウイルスを分離増殖後にウイルス特異的な抗体による中和試験で同定，あるいはPCRまたはNGSによるゲノム解析を実施し同定する．

- これらの5つの検査の原理を単独または複数使い，感染症の診断を実施する．これらの検査は，結果が出るまで15分程度のものから数日，数週間かかるものまである．

ウイルス性疾患への感染対策

①ウイルス性疾患

- ウイルス性疾患への感染対策は重要である．

- なかでも麻疹・水痘・流行性耳下腺炎・風疹は感染力が強いため，早期の診断と適切な感染予防策により感染拡大を防止できる．これらはワクチン接種により予防可能な感染症でもあり，ワクチン接種率が流行に大きく影響する．

- さらにインフルエンザウイルスや新型コロナウイルスに代表される呼吸器感染症やノロウイルスやロタウイルスに代表される消化器感染症は日常的に遭遇する感染症である．

- 季節的な流行以外に，院内への持ち込みによるアウトブレイクがあるため，入院患者のみならず職員の体調変化を見極めながら初期症状をすばやく捉えて，対応することでアウトブレイクを未然に阻止することができる．

②感染対策上重要なウイルス（**表A**）

● これらのウイルスは感染経路が判明しており，潜伏期およびウイルス排出期間もわかっているため，発生時にはこれらの特徴を把握して，感染拡大防止対策を実施する．

● 起因ウイルスが確認できれば対策は容易となる．ウイルス感染症はワクチン接種やモノクローナル抗体の投与により予防可能なものもあり，診断検査も明確になっており，一部のものは抗ウイルス薬により治療が可能である．

Memo

細菌

・・・

● 細菌においては，髄膜炎菌性髄膜炎，肺炎球菌性肺炎など飛沫接触感染する細菌感染症がある．

● また，CD腸炎を引き起こす *Clostridioides difficile*（CD）は芽胞を形成するグラム陽性桿菌で，長期間環境で生存し，通常の消毒剤に抵抗性があり，適切な診断と治療以外に，「抗菌薬の適正使用」とも関連している．

● 薬剤耐性菌は特に感染管理上重要である．メチシリン耐性黄色ブドウ球菌（MRSA），バンコマイシン耐性腸球菌（VRE）等のグラム陽性球菌，ESBL産生グラム陰性桿菌やカルバペネム耐性腸内細菌目細菌（CRE），多剤耐性緑膿菌（MDRP）や多剤耐性アシネトバクター（MDRA）などのグラム陰性桿菌などの薬剤耐性菌は，病院においては，手指衛生を含めた確実な感染対策の実施が感染拡大防止の決め手となる．

［レジオネラ菌と結核菌］

● レジオネラ菌と結核菌は細菌のなかでは特別である．

①レジオネラ菌

　・レジオネラ菌は市中感染のみならず，加湿器，シャワーヘッド，給水・給湯系などの汚染による病院内感染があるため，院内発生の肺炎の鑑別診断として注意を要する．

感染管理で注意すべき微生物

②結核菌

- 結核菌による感染症の発生頻度は低いが，肺炎や不明熱の原因菌として見落とせない感染症である．
- 確定診断は結核菌（*Mycobacterium tuberculosis*）の証明である．
- 排菌状況は塗抹検査，確定診断はPCR検査，薬剤感受性は培養または遺伝子検査が必須であり，インターフェロンγ遊離検査（IGRA，インターフェロン放出試験）は感染していることは証明できても発症していることは確定できない．

真菌

●真菌においては，アスペルギルス属や*Candida auris*などの真菌が病院において問題となり，注意が必要である．

①*Aspergillus*属

- *A.fumigatus*は，特に造血幹細胞移植や臓器移植を受けた免疫能低下患者においては注意が必要な微生物である．
- 改修工事などで空気中に大量に真菌胞子が飛散し，これを吸い込んだ免疫能低下患者が感染し，重篤な侵襲性肺炎や副鼻腔炎を引き起こすため，病室の空気の質が問われる．

②*C.auris*

- *C.auris*は2009年日本で発見された新種のカンジダ属であるが，その後世界各地で検出されている．同定が難しく，また抗真菌薬に耐性傾向を示し，いったん拡がると感染対策が困難と

なるなど，近年問題となっている真菌である．

その他，気になる感染症（表B）

①疥癬

- ・疥癬はヒゼンダニによる皮膚の感染症で，高齢者施設において集団発生することが多い．
- ・角化型疥癬が感染源として重要で，病院においても，角化型疥癬の診断が入院時に見逃され，病室や病棟内の入院患者や職員に感染が拡大する．
- ・入院時の皮膚病変の観察は重要である．瘙痒はアレルギーであり，イベルメクチンによる治療後も瘙痒は残るため治癒の判断が難しい．

Memo

おわりに

- 感染管理において重要な微生物は大半がウイルスと細菌である.
- 細菌は適切な培養により同定することができるが,一方ウイルスは診断が困難なものもある.
- 特に呼吸器感染症を引き起こすウイルスは多数あるものの,その原因ウイルスを特定するために,網羅的核酸増幅法による検査キットや装置がある.いずれも高価で,すでに一部が保険収載されているが適応疾患が限定されている.
- 薬剤耐性菌の保菌者は検査しなければわからないし,ウイルス感染では感染性をもつ無症状感染者の存在もあり,感染対策に難渋することがある.
- しかしながら,日頃から標準予防策を基本として,有症状者に対しては経験的予防策(咳があるなら飛沫予防策,下痢なら接触予防策など)を追加することで適切な初期対応が可能となる.

引用・参考文献

1) 向野賢治ほか訳:医療従事者の感染対策のためのCDCガイドライン.メディカ出版, 1999 (Hospital Infection control Practices Advisory committee: Guideline for Infection Control in Healthcare Personnel,1998.Infect Control Hosp Epidemiol19:407-463, 1998)
2) 中村麻子ほか:レジオネラ肺炎の院内発症を契機とした病院給水系のレジオネラ属菌汚染の調査と除菌対策. 環境感染誌33:193-202, 2018
3) 新型コロナウイルス感染症診療の手引き編集委員会:新型コロナウイルス感染症診療の手引き第10.0版. 2023 https://www.mhlw.go.jp/content/001136687.pdfより2024年1月検索
4) 京都府製作, 藤本直久ほか監修:エアロゾル感染対策ガイドブック(医療施設版). 2023 https://www.pref.kyoto.jp/shisetsucluster/documents/iryoumuke20230406_all_s.pdfより2024年1月検索
5) 満田年宏監訳:医療施設における環境感染管理のための CDC ガイドラ

イン. 2003
https://med.saraya.com/gakujutsu/guideline/pdf/kankyocdc.
pdf より2024年1月検索（CDC：Guidelines for Environmental
Infection Control in Health-Care Facilities https://www.cdc.
gov/mmwr/pdf/rr/rr5210.pdf）

6) 石金正裕ほか：カンジダ・アウリス 診療の手引き 第1.0版. 2023
https://dcc-irs.ncgm.go.jp/document/manual/candida-
auris_202312.pdfより2024年1月検索

7) 日本環境感染学会：日本環境感染学会教育ツールVer.3. 結核の感染
予防
http://www.kankyokansen.org/other/edu_pdf/3-3_15.pdf よ
り2024年1月検索

8) 日本環境感染学会：多剤耐性グラム陰性菌感染制御のためのポジショ
ンペーパー 第2版. 環境感染誌32：Suppl. III, 2017

9) 日本環境感染学会：多剤耐性グラム陽性菌感染制御のための ポジショ
ンペーパー 環境感染誌35：Suppl. III, 2020

10) 石井則久ほか：疥癬診療ガイドライン（第3版）, 日本皮膚科学会ガイド
ライン 日皮会誌125：2023-2048, 2015

11) 日本環境感染学会：Clostridioides difficile 感染対策ガイド. 環境
感染誌37：Suppl. II, 2022

12) 石黒信久：北海道大学病院感染対策マニュアル. ヒトメタニューモウイ
ルス感染症. 2021
https://www2.huhp.hokudai.ac.jp/~ict-w/manual （ver.7）
page/manual （ver.7）/10.11） hMPVvirus211001.pdfより2024
年1月検索

13) IASR：29-4 アデノウイルス, 感染経路, 消毒・滅菌法, 予防法：ア
デノウイルス感染対策. IASR 29：95, 2008
http://idsc.nih.go.jp/iasr/29/338/dj3381.htmlより2024年1月
検索

14) 日本環境感染学会：日本環境感染学会教育ツールVer.3. ノロウイル
ス感染症
http://www.kankyokansen.org/other/edu_pdf/3-3_22.pdf よ
り2024年1月検索

15) 日本感染症学会：76 ロタウイルス感染症（Rotavirus infection）.
https://www.kansensho.or.jp/ref/d76.htmlより2024年1月検索

16) 麻生恭代ほか：Bacillus cereus 血流感染における輸液製剤と環境因
子の検討. 環境感染誌27：81-90, 2012

感染管理で注意すべき微生物

Memo

....

....

....

....

表A 》 感染対策上重要なウイルス

疾患名	病原体	迅速・確定診断検査	感染源	感染性期間	潜伏期間	感染経路 空気	感染経路 飛沫	感染経路 接触	標準予防策に加えて、感染症を疑う段階から経路別に実施する拡大予防策 ※「感染経路」と経路別予防策」は異なるため注意	隔離実施期間 ※「発症後」は発症日を0日目として翌日から数える	感染対策上の注意	感染症法 届出や報告
麻疹 (Measles)[1,2]	麻疹ウイルス	麻疹IgM/IgG抗体 行政検査実施可能 PCR実施可能(血清・咽頭拭い・尿)	患者 鼻咽頭分泌物	発疹出現前日から発熱後3日間	5～21日(平均10日)	*	*	*	・空気予防策(トイレのある陰圧室)+接触・飛沫予防策 ・以下の医療従事者が患者のケアをする 1)麻疹抗体(IgG>16.0)が確認できているもの 2)2回ワクチンの接種歴があるもの 上記以外は、「感染歴がある」であるためのケアからはずすことが望ましい 注意:血液内科や高度免疫不全患者が入院している科では患者へ入室させない	発症後、発疹の出現後4日間(解熱後3日間) 免疫不全患者では罹患期間	1)ワクチン接種しても、麻疹発症(修飾麻疹として発症)(二次ワクチン無効:SVF) 2)生後6～9か月までは、既感染母体からの移行抗体**により守られる	麻疹 5類全数(直ちに)
水痘 (Varicella)[1,2] または汎発性帯状疱疹[1,2]	水痘・帯状疱疹ウイルス(VZV)	1)VZVIgM/IgG抗体 あるいは 2)病変部のVZV抗原検出	1)気道分泌物(水痘例は) 2)病変部分の水痘あるいは帯状疱疹の水疱や痂皮の水疱分泌物	水疱出現2日前から出現後5日間(全ての水疱が痂皮化するまで)	10～21日	*	*	*	・空気予防策(感染対策病室)+接触・飛沫予防策 ・感受性者(水痘抗体陰性および抗体価の医療関係者は担当からはずれる ・周囲の者は小さな水疱が確認できていれば、接触時のN95マスクの着用で済む)である(標準予防策の場合に準じ ・感受性者患者の新規入院制限	病変部の痂皮化	1)ワクチン接種しても、その後約20%の水痘症(二次ワクチン無効:SVF) 2)生後約3か月までは、既感染母体からの移行抗体**により守られる 3)水痘の免疫状態を調べる検査として、水痘皮内ストが優れている。0.1mL皮内注射24時間後判定:陽性は判定≥5mm発赤径	入院例は5類(全数)上記以外は5類(定点)※5点

*ハイリスク:新生児・早産児、易感染者、重症温疹、重症熱傷、免疫不全、四肢欠損などでは皮膚からの接触感染に重症化しやすいので注意が必要

**移行抗体:

表A つづき

疾患名	病原体	迅速・確定診断検査	感染源	感染性期間	潜状期間	感染経路 空気	飛沫	接触	標準予防策に加えて、感染症に応じて実施する拡大予防策（感染経路別予防策および付加する具体的対策）※「感染経路」と「経路別予防策」は異なるため注意	隔離実施期間 ※「病変」は発症日を0日目として翌日から数える	感染対策上の注意	感染症法届出や報告
帯状疱疹 (Zoster)[1,2]	水痘・帯状疱疹ウイルス (VZV)[1,2]	1) 病変部の VZV抗原検出 2) 再活性化のため VZV IgG・IgM 抗体陽性	気道分泌物あるいは水疱内液、帯状疱疹患者の水疱分泌物	水疱出現から約7日間（全ての水疱が痂皮化するまで）	10～21日			*	病変部を被覆することで、感染経路別予防策は不要（標準予防策を徹底）	病変部の痂皮化	50歳以上での帯状疱疹ワクチン接種が推奨されている	なし
手足口病[1,2]	エンテロウイルス、コクサッキーウイルスなど複数	患者咽頭分泌物もと	患者咽頭分泌物、口腔内～水疱内容物	症状消失後も2～4週ウイルスの排出あり	3～5日			*	・飛沫・接触感染 ・乳児や幼児は非接触感染予防		ウイルスの排出は長期間あるため、手洗いを適切に実施すること。職員の家族が「手足口病」と診断された場合は就業制限はなし。但し、新生児・乳児・および免疫不全患者のケアには標準予防策を遵守すること。	あり 5類（定点）
単純ヘルペス：口唇・角膜 (HSV1型)[1,2]	ヒト単純ヘルペスウイルス (HSV) 1型	1) 血清HSV IgM抗体（初感染のみ） 2) 病変からの抗原検出	分泌物（唾液との接触）、病変部の直接接触	出現後2週間（稀に7週間～数年）	2～14日			*	・病変部位は被覆する。感染経路別の予防策は不要（標準予防策を徹底）・接触時には必ず手袋を着用		・抗ウイルス薬の局所投与：飛散防止・湿疹等の皮膚病変のある新生児・小児、免疫低下で患者との接触は制限する	なし

*ハイリスク：新生児、重症熱傷、重症湿疹、免疫不全、接触する患者の病変の範囲と重症度を考慮する

151

表Aつづき

疾患名	病原体	迅速・確定診断検査	感染源	感染性期間	潜伏期間	感染経路			標準予防策に加えて、感染症を疑う段階から経験的に実施する拡大予防策および付加する具体的対策 ※「感染経路」と「経路別予防策」は異なる／感染経路別予防策のための注意	隔離実施期間 ※「感染性期間」は発症日を0日目として翌日から数える	感染対策上の注意	感染症法・届出や報告
						空気	飛沫	接触				
性器ヘルペス [1,2]	ヒト単純ヘルペスウイルス（HSV2型）	1) 血清HSV IgM抗体（初発のみ） 2) 病変からの抗原検出	分泌物	出現後2週間（時に2週間～数年）	2～14日			*	病変部位は被覆することで、感染経路別予防策を徹底（病変部への直接接触予防策は不要）／触れ時には必ず手袋を着用）／抗ウイルス薬の局所投与・飛散防止／湿疹等の皮膚病変のある新生児・小児、免疫能低下患者への接触は制限する		宿主の状況により再燃を繰り返す	5類（定点）
流行性耳下腺炎 (Mumps) [1,2]	ムンプスウイルス	ムンプスウイルスIgM/IgG抗体	気道分泌物（唾液等）	発症7日前より発症後9日	12～25日		*	*	飛沫予防策（個室）／感受性者（ムンプス抗体陰性および低抗体価）の医療関係者は担当を外れる／十分な抗体が確認できていれば、接触時のサージカルマスクの着用は不要である（標準予防策の場面に準じて着用）／感受性患者の新規入院制限	発症後9日間	1) 両罹患あり 2) 生後3か月までは、既感染母体からの移行抗体** により守られる	5類（定点）

*ハイリスク：新生児、早産児、重症熱傷、重症温疹、免疫不全：接触する者の病変の範囲や重症度を考慮する

**移行抗体：早産児、低出生体重児では、母胎からの移行抗体は成熟児に比して十分ではないことに注意する

表A つづき

疾患名	病原体	迅速・確定診断検査	感染源	感染性期間	潜伏期間	空気	飛沫	接触	標準予防策に加えて、感染症を疑う段階から経験的に実施する拡大予防策 感染経路別予防策および付加する具体的対策 ※「感染経路」と「経験的予防策」は異なるための注意	隔離実施期間 ※「発症後」は発症日を0日目として翌日から数える	感染対策上の注意	届出や報告
風疹 (Rubella)[1,2)]	風疹ウイルス	血清風疹ウイルスIgM/IgG抗体 PCR：京都市で実施（血清・咽頭拭い、尿）	鼻咽頭分泌物および飛沫（CRS***では咽頭および数か月ウイルス排出および尿）	・発疹出現7日前から出現後5日まで ・CRS乳児は数か月ウイルス排出	12～21日			*	・飛沫予防策（個室）・感受性者（風疹に対する抗体価）の医療関係者は担当を外れる ・十分な抗体が確認できていれば、接触時のサージカルマスクの着用は不要である（標準予防策の場面に準じて必要時着用）・感受性者患者の新規入院制限	発疹出現後5日間	1) 生後6～9か月までは、既感染母体からの移行抗体**により守られる 2) 妊娠初期での感染は胎児**への影響あり 3) CRS患者で、生後3か月間ウイルス陽性となり、1年間接触予防策継続 4) 成人の30～50%が無症状 5) 昭和37年から昭和54年生まれの男性に対し、予防接種法に基づく定期接種対象となる（2025年3月31日まで延長された）各自治体へ問い合わせ	5類（全数） 先天性風疹症候群は5類（全数）
伝染性紅斑（りんご病）[2,3)]	ヒトパルボウイルスB19	血清パルボウイルスB19 IgM抗体（IgGとPCRは保険外）	飛沫、媒介物	発疹出現数日前が感染性 発疹出現後には感染性なし	6～10日			*	（＋飛沫予防策）慢性の貧血患者での無形成発作併発には飛沫 ・感染出現後7日間まで感染性あり、飛沫予防策実施	なし	1) 免疫不全患者、白血病患者では慢性化し、ウイルス長期排出のため、飛沫予防策必要 2) 妊婦では胎児への影響あり	なし

*ハイリスク：新生児、早産児、低出生体重児、重症心疾患、重症熱傷、免疫不全　接触する患者の病変の範囲と重度を考慮する
**移行抗体：早産児、低出生体重児では、母胎からの移行抗体は成熟児に比し十分ではないことに注意する
***CRS：先天性風疹症候群

表A つづき

疾患名	病原体	迅速・確定診断検査	感染源	感染性期間	潜伏期間	感染経路			標準予防策に加えて、感染症を疑う段階から経験的に実施する拡大予防策および付加する感染経路別予防策の具体的対策 ※「感染経路」と「経路別予防策」は異なるため注意	隔離実施期間 ※「発症日」は発症日を0日目として翌日から数える	感染対策上の注意	感染症法届出や報告
						空気	飛沫	接触				
ウイルス性呼吸器感染症 新型コロナウイルス感染症（COVID-19）[3,4],[40]	SARS-CoV-2（オミクロン株）	抗原定性、核酸増幅検査（鼻咽頭拭い、鼻腔、唾液など）	気道分泌物やそれに汚染された環境（鼻咽頭拭い、喀痰など）	発症2日前から発症後2日間までが感染性大（最大10日間）	1～5日	*	*	*	エアロゾル感染対策のための換気が、接触・飛沫感染対策に加えて実施する必要がある。エアロゾル産生手技を実施する場合はN95マスクを使用する	発症後5日間かつ解熱後24時間経過した（計7日間）	エアロゾル感染が感染経路として認められており、換気対策（自然換気（窓の開け放しなど）と機械換気（換気扇など）による全熱交換器など）が重要。一人あたり30m³/時間の換気量が必要で、換気不十分なら、HEPAフィルター付の空気清浄機（5m³/分以上の風量）を併用する	5類（定点）
ウイルス性呼吸器感染症 インフルエンザ（influenza）[1]	インフルエンザウイルスA/B	インフルエンザ抗原（鼻腔咽頭部、鼻・咽頭ぬぐい）	気道分泌物やそれに汚染された環境	発症前日から発症後3～5日まで（発症時急性症状失われるまで）最大発症後7日間	1～3日		(*)	*	飛沫予防策（個室）	発症後5日間かつ解熱後2日間（小児は3日間）	1)毎年秋（11月頃）にワクチンを接種する 2)高流量酸素投与時あるいはBiPAPなどではエアロゾルによる空気感染あり	なし

*ハイリスク：新生児、重症熱傷、重症湿疹、免疫不全。接触する患者の病態の範囲と重症度を考慮する

表A つづき

疾患名	病原体	迅速・確定診断検査	感染源	感染性期間	潜伏期間	感染経路			標準予防策に加えて、感染症を疑う段階から経験的に実施する拡大予防策 感染経路別予防策および付加する具体的な対策 ※「感染経路」と「経路別予防策」は異なるため注意	隔離実施期間 ※「発症後」は「発症後」を0日目として翌日から数える	感染対策上の注意	感染症法届出や報告
						空気	飛沫	接触				
RSウイルス感染症[1,2]	RSウイルス	RSV抗原（鼻汁、鼻腔洗浄液）	気道分泌物（唾液、分泌物）等、分泌物の付着した手、物	発症後7～10日間（幼児では4週間程度）	2～8日		＊	＊	接触予防策（個室）	罹患期間	1)流行期前のパリビズマブ（シナジス：抗RSモノクローナル抗体）投与→適応（慢性肺疾患を持つ小児や未熟児）について要確認 2)高齢者でもRSV感染症は存在する	5類（定点）
ヒトメタニューモウイルス性呼吸器感染[2]	ヒトメタニューモウイルス	抗原定性、PCR	気道分泌物（唾液、分泌物）等、分泌物の付着した手、物	7～14日間	3～6日		＊	＊	接触飛沫予防策	発症後2週間または症状快快まで	介護施設や長期療養型施設での集団発生が報告されており、風邪症状から肺炎等の下気道感染に至ることもある	なし
アデノウイルス感染症 咽頭炎、肺炎、咽頭結膜熱（プール熱）[3]	アデノウイルス	アデノウイルス抗原（咽頭ぬぐい）	気道分泌物（唾液、分泌物）等、分泌物の付着した手、物	発症直後から2週間程度	5～7日		＊	＊	飛沫予防策＋接触予防策（個室）	罹患期間 咽頭結膜熱 症状消失後2日間	手指衛生が基本、分泌物で汚染された手を目鼻口に持っていかない	咽頭結膜熱：5類（定点）

＊ハイリスク：新生児、重症熱傷、重症慢疾、免疫不全。接触する患者の病変の範囲と重症度を考慮する

表A つづき

疾患名	病原体	迅速・確定診断検査	感染源	感染性期間	潜伏期間	空気	飛沫	接触	感染経路別予防策および付加する具体的対策 ※「経路別予防策」は異なるため注意	隔離実施期間 ※潜伏期は発症日を0日として翌日から数える	感染対策上の注意	感染症法届出や報告
									標準予防策に加えて、感染症を疑う段階から経験的に実施する経験的予防策と「経路別予防策」は異なるため注意			
									※標準予防策（個室）			
流行性角結膜炎[13]	アデノウイルス	アデノウイルス抗原（角結膜ぬぐい）	眼分泌物、分泌物が付着した手、物	発症直前から2週間程度、他の文献は3日間〜	5〜14日			*	接触予防策（個室）	罹患期間	手指衛生が基本。分泌物で汚染された手を目鼻口に持っていかない	5類（定点）
ノロウイルス胃腸炎[14]（嘔吐下痢症）	ノロウイルス	1）ノロウイルス抗原検査（便） 2）RT-PCR	便、吐物	発症直前から症状回復後3〜4日間（長くれは約2週間）	12〜48時間		(*)	*	接触予防策（以下のいずれかに該当する場合は、必ず個室） ・嘔吐症状、便失禁に対して衛生行動を行えない ・周囲の患者の免疫状態を考慮し、必要と判断した場合 ・アウトブレイクの徴候がある ◆特に石けんと流水による手洗いが重要 ◆便・吐物の処理は手袋、エプロン、サージカルマスク着用 清拭消毒は次亜塩素酸ナトリウム0.1%を使用 ◆高頻度手指接触環境表面（1回/1日以上） るか、ペーパータオルや新聞紙等で覆うか、排泄物清掃後に清拭消毒す 直接次亜塩素酸ナトリウム0.5%を塗布してから外から内側に向けて清拭消毒してからの後は次亜塩素酸ナトリウム希釈 液を作成して使用） ◆吐物で汚染器具に用いた清掃用具や壁や床、汚染した個人用品は、水洗後0.1%次亜塩素酸ナトリウムに30分浸漬消毒	症状消失後48時間まで 小児の場合は症状消失後5日間	1）吐物・下痢便はすぐに処理をすること（飛沫・空気感染の感染源）（＋） 2）数か月間は免疫あり	感染性胃腸炎：5類（定点）

*ハイリスク：新生児、重症熱傷、重症褥瘡、免疫不全。接触する患者の病変の程度と重症度を考慮する

表A つづき

疾患名	病原体	迅速・確定診断検査	感染源	感染性期間	潜伏期間	感染経路 空気/飛沫/接触	標準予防策に加えて、感染症を疑う段階から経路別予防策を実施する ※「感染経路」と「経路別予防策」は異なるため注意 感染経路別予防策および付加する具体的対策	隔離実施期間	感染対策上の注意	感染症法 届出や報告
嘔吐下痢症 乳児白色下痢症[5]	ロタウイルス A・B・C群	ロタウイルス抗原(便)	便、吐物	発症後約7日間	2〜3日	接触	接触予防策(以下のいずれかに該当する場合、個室管理): ・嘔吐症状、便失禁、オムツを着用、十分に便行動を行えない ・看護介護度が高い ・周囲の患者の免疫状態を考慮し、必要と判断した場合 ◆アウトブレイクの徴候がある ★特に石けんと流水による手洗いが重要 ◆便・吐物の処理は手袋、エプロン、サージカルマスク着用 清拭消毒は次亜塩素酸ナトリウム0.1%を使用 ◆高頻度手指接触物環境表面(1回/日以上) ◆汚染環境は、ペーパータオルで新聞紙等で覆い直接次亜塩素酸ナトリウム0.5%を塗布してから水から内側に向けて清拭消毒する。その後は水拭き吐物を行う〈液を作成して使用〉 ◆器具等や汚染洗剤に用いた清拭用具や雑巾の類は、水浸0.1%次亜塩素酸ナトリウムに30分浸漬消毒 ◆汚染した個人リネン類は、水浸0.1%次亜塩素酸ナトリウムに30分浸漬消毒	症状消失後48時間まで 小児の場合は症状消失後5日間	1)吐物・下痢便はすぐに処理をすること〈飛沫・空気感染の感染源となる〉 2)数か月間は免疫(+)	5類(定点)

*ハイリスク:新生児、重症熱傷、重症褥瘡、免疫不全。接触する患者の病変の範囲の病変と重症度を考慮する

157

性
生
変
へ
す
線
注
で
し
理
喀
痰
染
感

表B 》 感染対策上重要な細菌と真菌など（芽胞を含む）

疾患名	病原体	迅速・確定診断検査	感染源	感染性期間	潜伏期間	感染経路			標準予防策に加えて、感染症を疑う段階から経験的に実施する拡大予防策 感染経路別予防策および付加する具体的対策 ※「感染経路別予防策」は異なるため注意	隔離実施期間 ※「発症」は発症日を0日目として翌日から数える	感染対策上の注意	感染症法 届出や報告
						空気	飛沫	接触				
MRSA感染症 b)	メチシリン耐性黄色ブドウ球菌 Methicillin-resistant S.aureus	培養同定・感受性検査・遺伝子検査	保菌患者・感染患者および環境	保菌している限りは感染性はある	不明			*	環境中で長期にわたり生存すること、鼻腔や皮膚に定着しやすいため注意	各施設の対応方針に従う	手指衛生と環境整備が重要	5類感染症（定点）
VRE感染症 c)	バンコマイシン耐性腸球菌 Vancomycin-resistant Enterococci							*	腸管内に保菌するため排泄物の処理等に注意が必要、または長期間環境で生存する		手指衛生と環境整備が重要 特にオムツ交換時の感染対策が重要	5類感染症（全数）
耐性グラム陰性菌感染症 d)	ESBL産生グラム陰性桿菌							*	基本的には個室収容、水周り（手洗い場や排水口などに定着）や腸管・便・尿道力テーテルなどに定着		手指衛生と環境整備が重要	なし
	CRE（カルバペネム耐性腸内細菌目細菌）							*				5類感染症（全数）

*ハイリスク：新生児、重症熱傷、重症褥瘡、免疫不全。接触する患者の病状変更の範囲と重症度を考慮する

表B つづき

疾患名	病原体	迅速・確定診断検査	感染源	感染性期間	潜状期間	感染経路 空気	飛沫	接触	標準予防策に加えて、感染症を疑う段階から経験的に実施する経路別予防策および「経験的予防策」と異なる拡大予防策 感染経路別予防策と付加する具体的な対策 ※「感染経路」と「経験的予防策」は異なるため注意	隔離実施期間 ※「発症後」は発症日を0日目として数える	感染対策上の注意	感染症法届出や報告
耐性グラム陰性菌感染症[6]	MDRP（多剤耐性緑膿菌）	培養同定・感受性検査 遺伝子検査	保菌患者および環境	保菌している限りは感染性はある	不明			*	基本的には個室収容 水回り（手洗い・水回り）・便・尿道留置カテーテルなどに定着テーデルなどに定着	各施設の対策方針に従う	手指衛生と環境整備が重要	5類感染症（定点）
	MDRA（多剤耐性アシネトバクター）	培養同定・感受性検査	環境					*	乾燥した環境においても生存できるため、環境整備が重要			5類感染症（全数）
侵襲性アスペルギルス感染症[5]	Aspergillus fumigatus	ガラクトマンナン抗原、β-D-グルカン 培養同定・感受性検査	病院環境・病院工事・病院周囲の解体工事など	健常人が感染することは通常ない	不明	*			空気中に浮遊するアスペルギルスの胞子を吸い込むことで発症するため、免疫能の低下した患者を保護するための空気感染予防策を実施する。すなわち、HEPAフィルターで清浄化した空気が供給される陽圧の病室が必要となる	免疫能が回復するまで	なし	なし
深在性カンジダ症[6]	Candida auris	培養同定・感受性検査 遺伝子検査	病院環境から	保菌状況が続く限り感染性あり	不明			*	個室収容を基本とした接触感染対策	入院中は隔離が望ましい	①複数の抗真菌薬に耐性傾向が強い ②一人の患者が発生すると院内アウトブレイクを起こしうる ③院内アウトブレイクの制御が困難	なし

*ハイリスク：新生児、重症熱傷、重症温疫、免疫不全、接触する患者の病変の範囲と重症度を考慮する

表B つづき

疾患名	病原体	迅速・確定診断検査	感染源	感染性期間	潜伏期間	感染経路			標準予防策に加えて、感染症を疑う段階から積極的に実施する拡大予防策および付加する具体的な対策 ※「感染経路」と「経路別予防策」は異なるため注意	隔離実施期間 ※「発症後」は発症日を0日目として翌日から数える	感染対策上の注意	感染症法届出や報告
						空気	飛沫	接触				
CDI(クロストリディオイデス・ディフィシル感染症)[11]	Clostridioides difficile	便検体によるCDトキシン検査(抗原・遺伝子)	下痢便による汚染あるいは汚染された患者周囲の環境	長期にわたり便より排出されている	不明(保菌からの発症)			*	・接触予防策(個室管理)個室隔離が望ましく、困難な場合は、CDI患者を集団でコホート隔離する	患者の便性状が改善するまで、また適切な治療が10日間から14日間実施されるまで	患者配置：CDIの診断の有無にかかわらず下痢の症状がある患者は個室隔離(可能であればトイレ付き)とし、接触対策を開始する ・手指衛生は流水と石けんによる手洗いを実施 ・患者へ手洗いの教育を実施	なし
セレウス菌感染症[16]	Bacillus cereus など	培養同定・感受性検査	なし	なし	不明			－ －	・「無菌的操作の徹底、血管内留置カテーテル関連血流感染の原因となることがあるため、輸液回路内のニードルレス・バルブの「無菌的操作」が重要	特になし	血液培養から検出された場合は、採血時の汚染と考えず、ある種のカテーテル感染の可能性を考えること また、環境要因としてしばしばリネンからのセレウス菌汚染による血流感染のアウトブレイクが報告されている	なし

*ハイリスク：新生児、重症熱傷、重症褥瘡、免疫不全。接触する患者の病変の範囲と重度を考慮する

表B つづき

疾患名	病原体	迅速・確定診断検査	感染源	感染性期間	潜伏期間	空気	飛沫	接触	標準予防策に加えて、感染症を疑う段階から経路別予防策を実施する拡大予防策および付加する具体的対策 ※「感染経路別予防策」は異なるため要注意	隔離実施期間 ※「発症日」は発症日を0日目として翌日から数える	感染対策上の注意	届出や報告 感染症法
結核[7]	結核菌 Mycobacterium tuberculosis (MTB)	以下の3つの検査を同時に実施 ①塗抹検査 ②培養検査 ③遺伝子検査	喀痰（飛沫核（結核菌内の結核菌を臨床的に改善するまで感染）吸入することで感染）	適切な治療が開始され臨床的に改善し菌を排することで感染染）	数か月から数十年（結核感染者の10%が生涯で発症、症5%は2年以内に発症）	*			・空気感染対応病室（陰圧かつ空気交換数6ACH以上、できれば12回以上） ・患者：サージカルマスク着用 ・医療従事者：N95マスク着用 必ずフィットテストを実施し自分の顔にフィットするマスクを選択する。また毎回着用時にはシールドチェックを実施）	①2週間以上の標準治療が実施され、臨床症状（発熱・咳・喀痰）が消失 ②2週間後と8〜12週後、胸部XPなどで活動性結核がないことを確認し、潜菌また在性結核感染治療（LTBI）とし（塗抹または培養で3回連続陰性（INHまたはRFPによる治療を考慮であること	BCG（小児における結核性髄膜炎発症の予防効果は判明しているが、成人における予防効果は不明） 濃厚接触者に対し、IGRA検査を曝露直後と2週間後に実施し、陽転化していれば検査後結核感染し届出の後結核治療開始(INHまたはRFP)による治療を考慮	2類
疥癬 通常疥癬[10]	ヒゼンダニ（疥癬虫、成虫、卵、幼虫）Sarcoptes scabiei	検鏡による虫体、卵、糞の検出（ダニの数 1000匹以下）	ダニ	適切な治療が開始されるまで	4〜6週間			*	・清掃時は掃除機による吸引し清掃を実施	効果判定の治療期間後の4〜6週間後24時間	潜伏期間の4〜6週間は他者への感染の有無も観察	なし

*ハイリスク：新生児、重症熱傷、重症湿疹、免疫不全、接触する患者の病変の範囲と重症度を考慮する

物生発質で注すべき感染管理

161

表Bつづき

疾患名	病原体	迅速・確定診断検査	感染源	感染性期間	潜伏期間	感染経路 空気	感染経路 飛沫	感染経路 接触	標準予防策に加えて、感染症を疑う段階から経験的に実施する拡大予防策 感染経路別予防策および付加する具体的対策 ※「感染経路」と「経路別予防策」は異なるため注意	隔離実施期間	感染対策上の注意	感染症法届出や報告
角化型疥癬・疥癬（痂皮型疥癬）[10]	ヒゼンダニ（疥癬虫）*Sarcoptes scabiei*	検鏡によるダニ（虫体、卵、卵）爪甲殻の検出（ダニの数100万匹〜200万匹）	ダニ		4〜7日			*	・個室隔離（できればトイレ付き）・清掃時は掃除機による吸引清掃を実施	※「発症日」は発症日を0日目として翌日目から数える	集団発生時には角化型患者を特定する。通常型の感染力は低いので、合室でも可	なし

*ハイリスク：新生児、重症熱傷、重症湿疹、免疫不全。接触する患者の病変の範囲と重症度を考慮する

162 | 5.感染症に関わる検査と病院で問題となる微生物

正しい検体採取の方法と結果
総論

目的

*正しい検体採取の方法と結果との関係を理解する

正しい検体採取の目的

- 正しい検体採取は，正しい診断に繋がり，適切な抗菌薬選択を行ううえで必要である.
- 特に，血液や喀痰，尿，膿汁といった採取する機会の多い検体では，常在菌が大量に混入するなど，周囲菌の汚染により誤った検査結果の解釈を導くことになる.
- そのため本来治療対象とならない菌も含んでしまい，その結果で広域抗菌薬を使用する頻度が高くなり，耐性菌の出現頻度が高くなる.
- 以上より，正しい検体採取は感染症診断には必要不可欠である.

総論

Memo

....

....

....

....

....

不必要な検査は提出しない

1. 検査結果が診断・治療に直接結びつかない検査は実施しない.

   [監視培養]

   ・感染症の診断に結びつかないことが多いうえに, コストもかかるため必要性を十分検討する.

   [記念培養]

   ・感染症を発症していない患者において, 体内に留置しているデバイスの交換または抜去した際に提出されるデバイスそのものの培養検査は, コストや手間がかかるだけである.

   ・耐性菌が検出された場合に, 治療が不要であるのにもかかわらず抗菌薬を投与する機会を作ることがあり不必要な培養検査である.

2. 検査結果の正しい解釈をする

   [喀痰培養]

   ・唾液が多く混在する喀痰は, 検査結果が正しく解釈される機会を奪ってしまう.

   ・喀痰培養の結果を判断するうえで, 白血球がなく扁平上皮が多い喀痰 (ゲックラー分類で1または2) (p.174)や膿性部分を認めない場合は, 原因菌が検出される可能性は低く参考になりにくい.

   ・不明熱と判断され呼吸器症状がない (症状がなく, 胸部画像所見でも肺炎を疑わない場合など) 患者に対して行う喀痰検査は極力さけなければならない.

[糞便培養]

・固形便で培養検査を出す意義はない．また，入院3日目以降で細菌性腸炎の原因菌が検出される機会は極めて低い（3 days rule）．病歴や症状と併せて薬剤関連性腸炎（*Clostridioides difficile* 関連腸炎など）の可能性がないか確認をする．

[咽頭培養]

・喀痰が出ない肺炎患者のモニタリングとして咽頭粘液を提出してはならない．

[膿汁]

・扁平上皮を多く含む場合は皮膚常在菌を多く混入していることを示している．そのため，壊死物質が皮下に存在する場合は，生理食塩水で洗浄後に炎症部位から膿汁を採取して提出する．

総論

Memo

尿培養検査

| 目的 | ＊尿培養検査の意義とその方法を理解する |

尿培養検査の目的

- 尿培養は尿路感染症の診断を行ううえで極めて重要な検査である．
- 尿路感染症は典型的な症状が出る若年女性に比べ，高齢者や糖尿病患者では身体所見に乏しく，非典型的な症状で来院する機会が多い．
- 診断には，膿尿と細菌尿の確認が重要で，菌種と菌量の確認を行う．

必要物品

1. 採取容器
   - 必要な採尿量は5〜10mL．採尿はすべて滅菌尿カップ（または滅菌スピッツ）
2. 採取に必要な物品
① 中間尿
   - 陰部洗浄用の滅菌水含有綿花．滅菌水含有綿花の代わりに消毒薬含有綿花を使用する場合は，消毒薬で清拭後に滅菌綿で消毒薬を拭いとること．
② 間歇導尿
   - 滅菌カテーテル，アルコール綿花

③バルーン留置カテーテル尿
・クランプ用の鉗子，アルコール綿花，滅菌済注射器．使用しているデバイスにより取り扱いが異なるので，採尿方法については事前に確認をしておく．

自施設で使用する物品名などを記載

検体採取のポイント

1. 尿一般検査用の未滅菌尿カップは雑菌汚染の可能性があり原則的に併用不可であるため，症状から尿路感染症を疑う場合は，あらかじめ滅菌尿カップに採取し，尿一般検査と併用する．
2. 採取後はすみやかに検査室へ運搬し，室温で2時間以上放置しない．また，止むを得ず病棟で保管する場合は冷蔵庫で保管する．決して凍らせてはならない．
3. **淋菌は低温で死滅するため，冷蔵保管は不可である．**
4. 皮膚や糞便など周囲菌の汚染を避ける．

結果の見方

1. 菌量と菌種の確認

- **10^5 個/mL 以上**：尿路感染症の原因菌の可能性が高い.
- **10^3 個/mL 以上～10^5 個/mL 未満**：腸内細菌目細菌や緑膿菌では原因菌の可能性が高い.
- 腸球菌やB群溶連菌などは周囲菌の汚染も考えられるため, 症状や検出菌がほかにない場合は原因菌の可能性が高い.
- **10^3 個/mL 未満**：大腸菌や腐生ブドウ球菌 (*Staphylococcus saprophyticus*) では原因菌の可能性がある.
- 淋菌の汚染や保菌はないので, 検出された場合はすべて原因菌として考える.
- 尿路変更があったりバルーンの長期留置であれば判断が難しくなる.

Memo

糞便培養検査

| 目的 | ＊糞便培養検査の意義と方法を理解する |

糞便培養検査の目的

- 細菌性腸炎の診断には，有症状時において抗菌薬投与前の糞便から原因菌を確認することが重要である．

- 多くの患者で水様性や血性の糞便が確認される．ウイルスや寄生虫による腸炎や非感染性腸炎を疑うが，症状から除外診断が難しい場合でも検査する機会がある．

必要物品

1. 採便容器
   - 排便後は細菌が死滅するため，キャリー・ブレア培地という保存用の培地を含んだ採便容器を用いる．
   - 綿棒採取は検査感度がかなり低下するので推奨はできない．しかし排便困難な場合は，止むを得ず直腸にスワブを挿入して採取する．
   - CDI (*C. difficile* infection) の抗原検査を行う場合は，キャリー・ブレア培地のない容器に採取する必要があり，**必ず別容器に採取する**こと．

2. 採取に必要な物品
　①水洗トイレを使用する場合
　・ディスポの膿盆や便座用シート，水面に浮かべ
　　る容器を活用し，トイレの水が混入することを避
　　ける．
　②オムツに排便した場合
　・オムツに排便した有形成分を滅菌綿棒などで掻
　　き取り，採便容器に入れる．

自施設で使用する物品名などを記載

....

....

....

....

検体採取のポイント

1. 1回あたり2〜5g程度(耳かき2〜3さじ)採取する．
   血性成分や膿がある場合は，それらを含めた箇
   所を採取する．
   ・保存用培地に採取できない場合は速やかに検
   　査を開始する．止むを得ず病棟に保管する場合
   　は，必ず保存用培地に採取し，冷蔵保管で1日
   　以内に検査を開始する．
2. コレラ菌などの腸炎ビブリオ菌の検出を目的とす
   る場合は，冷蔵保管を避ける(死滅する)．
3. 無症状時に糞便培養は実施しない．
4. 入院後72時間以上経過した糞便培養は臨床的意
   義が低いため，検査はできる限り避ける．

結果の見方

1. 症状に加えて，数日前に遡り喫食歴は必ず聴取する．
2. 赤痢菌，病原性大腸菌，サルモネラ菌は健常者からも検出されることがある．
3. カンピロバクター腸炎はグラム染色でグラム陰性らせん状桿菌の確認が有用である．
4. 培養で証明されない場合は遺伝子検査も有用である．

Memo

....

....

....

....

....

....

....

....

....

....

....

....

....

糞便培養検査

喀痰培養検査

| 目的 | ＊喀痰培養検査の意義と方法を理解する |

喀痰培養検査の目的

● 肺炎は臨床所見と画像所見によって診断され，喀痰培養で検出された菌との関連性を考慮して起炎菌の特定をすることで，より有効性の高い抗菌薬選択により治療効果を高めることができる.

必要物品

1. 滅菌喀痰容器. 誘発喀痰を実施する場合は3%高張性生理食塩水を準備する.
2. 吸引を行う場合は，吸引装置や吸引用チューブセット，アルコール綿花，PPE.
3. 開放式気管吸引を行う場合は，聴診器，カフ圧計，吸引カテーテル，滅菌蒸留水，コネクティングチューブも追加する.

検体採取のポイント

1. 喀痰採取前にペットボトルの水でうがいを行い，唾液をできるだけ除去した状態で喀出させる. 水道水の使用は抗酸菌や従属栄養細菌が混入するのでうがい水として相応しくない.

2. 喀痰は無理やり排出させずに，体位変換や深呼吸を使い排痰を促しながら採取を行う．排痰が難しい場合は，20〜30mLの高張性生理食塩水を吸入させて喀痰を誘発させる．これでも排痰が難しい場合は，経気管吸引や気管支鏡下にて採痰を行う．

3. 結核菌を含めた抗酸菌検査が追加されている場合は，細菌検査とは別容器に採取を行う．これは，抗酸菌検査は一般細菌をアルカリで前処理するので，処理後の検体を細菌検査には用いることができないためである．

4. 採取後は室温放置すると雑菌が繁殖するため，すぐに検査が開始できない場合は冷蔵庫で保管する．しかし，肺炎球菌は自己融解を起こし，排痰後は経時的に検査感度が著しく低下するため，できるだけ早く検査を開始することが重要．

結果の見方

1. 必ず喀痰グラム染色所見で材料の品質評価〔ゲックラー（Geckler）分類〕を確認する（**表1，図1**）．

2. 喀痰培養は感度および特異度が十分に高い検査ではないが，材料評価が良い喀痰であれば原因菌の特定に極めて有用な情報が得られる．逆に材料評価が悪い喀痰は，唾液の混入により雑菌汚染が多くなり，培養で検出された菌の臨床的意義は低くなる．

3. 良質な喀痰が採取され，単一菌であれば起炎菌の可能性が高い．複数菌が検出されている場合は，優位に発育した（菌量が多い）菌が起炎菌と

判断することがある.

表 1 〉〉 ゲックラー（Geckler）分類

グループ	1視野（100倍）あたりの数		評価
	扁平上皮細胞	多核白血球	
5	<10	>25	良い
4	10～25	>25	
3	>25	>25	悪い
2	>25	10～25	
1	>25	<10	

喀痰グラム染色で顕微鏡下に行う喀痰の品質評価の方法で多核白血球
（上段の丸い細胞）と扁平上皮細胞（下段の四角い細胞）の数をカウン
トしてグループ分類する.

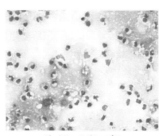

ゲックラーのグループ5

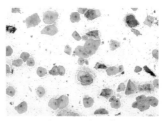

ゲックラーのグループ1

・質の良い喀痰（上段）：検出菌は肺炎の原因菌の可能性が高い
・質の悪い喀痰（下段）：常在菌が多く混在することを意味する

図 1 〉〉 材料評価が良い喀痰と悪い喀痰

血液培養検査

目的	＊血液培養検査の意義と方法を理解する

目的

● 血液培養検査は，血液中に存在する培養可能な微生物を確認する検査で，菌血症・敗血症の診断のみならず，肺炎や尿路感染症，皮膚軟部組織感染症などの2次的感染源が特定できる重要な検査である．

必要物品（図1）

● 急な採血場面が多く，また使用する器材や物品が多いため，事前に一包化するなど準備しておく．

1. 採血容器:血液培養ボトル（好気と嫌気で1セット，小児の場合は好気ボトルの代わりに小児用ボトルを使用）を2セット用意する．

2. アルコール綿花：皮脂除去用1回分とボトル穿刺部1セット分用意する．個包装ですでに調整済みのものが望ましい．

3. 穿刺部消毒剤（2回分）：ポビドンヨード（穿刺部消毒用）またはクロルヘキシジン含有アルコール綿花を用意する．個包装で既に調製済みのものが望ましい．ただし，生後2か月未満ではクロルヘキシジン含有アルコールは安全性の面で使用を避ける．

4. 携帯型針捨てボックス

5. 採血用具：駆血帯，シリンジ（2セット分），注射
針（2セット分），ボトル分注用デバイス（ボトル本
数分），手袋（2組以上），防水シート，サージカ
ルテープ

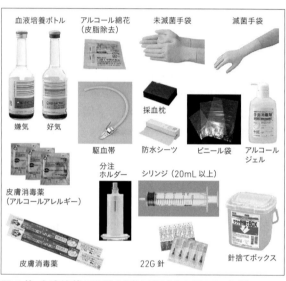

血液培養ボトル　アルコール綿花（皮脂除去）　未滅菌手袋　滅菌手袋

嫌気　好気

駆血帯　防水シーツ　ビニール袋　採血枕　アルコールジェル

皮膚消毒薬（アルコールアレルギー）

分注ホルダー　シリンジ（20mL以上）

皮膚消毒薬　22G針　針捨てボックス

図1 》》血液培養で準備する物品類（成人用1セット分）

自施設で使用する物品名などを記載

検体採取のポイント

1. 採血量は成人の場合は1回20mLを血液培養ボトル2本に分注する. **ボトルへの分注は嫌気ボトル→好気ボトルの順番で行う**.

2. ボトル1本あたりの採血量は培地量の25%が最適である. 少な過ぎても多過ぎても検出感度に影響するため採血量は遵守する.
   例:培地量は1本あたり40mL入っているので10mL分注する.

3. 皮脂を十分に除去することは皮膚常在菌のコンタミネーションを防止するうえで重要である.

4. 皮脂除去および消毒時の手袋は全て交換する. 消毒後に穿刺部位に触れる場合は滅菌手袋を使用する.

結果の見方

1. 1セット陽性の場合にコンタミネーションを疑う状況:コアグラーゼ陰性ブドウ球菌, ビリダンスグループのレンサ球菌, アクネ菌, コリネバクテリウムなど皮膚常在菌が陽性の場合. ただし, 血管カテーテルなど体内に人工物が留置されている場合は原因菌として判断することがある.

2. 1セットであるが原因菌を疑う状況:黄色ブドウ球菌, グラム陰性桿菌(腸内細菌目細菌や緑膿菌など)

3. カテーテル関連血流感染を疑う場合は, カテーテル採血の方が末梢血採血より培養陽性になる時間が短くなることがある.

髄液培養検査

目的	*髄液培養検査の意義と方法を理解する

目的

- 細菌性髄膜炎は緊急性の高い感染症であり，頭痛，発熱，項部硬直，意識障害の症状に加えて，髄液細胞数の増加や髄液糖低下は重要な検査所見となる．
- 特に，髄液から菌が分離された場合は確定診断となり，速やかに抗菌薬投与を開始しなければならない．

必要物品

1. 採取容器：滅菌スピッツ．外観が確認できる透明または半透明のものを用いる．
2. 固定用テープ，絆創膏，消毒液（ポビドンヨード，またはグルコン酸クロルヘキシジン含有アルコール製剤），膿盆，穴あき滅菌ドレープ，注射針（18Gおよび23G），シリンジ（5mLと20mL），鑷子，腰椎穿刺針，マーカー用マジック，滅菌ガーゼ，滅菌ガウン，キャップ，滅菌消毒セット，サージカルマスク，手袋（消毒時），滅菌手袋（消毒後）

1. 穿刺部位（p.64参照）は消毒薬で広範囲に2回消毒をする.

2. 採取の順番：穿刺直後に採取された髄液は雑菌が混入しやすいため一般検査用とし，次いで細菌検査（結核菌検査），病理検査，保存検体用の順番で採取する.

3. 採取量は多い方が感度は上がるが，最低量としてスピッツ1本あたり1mL以上は必要である.

4. 採取後直ぐに検査室に運搬し検査を開始する. 止むを得ずに保管する場合は室温で保管する. **冷蔵保管をすると髄膜炎菌が死滅するので絶対に行わないこと**.

1. 髄液から菌が分離された場合は確定診断となる. 結核菌を目的とする場合は，初回培養陰性でも複数回検査することで検査感度が高くなることがある.

2. あらかじめ抗菌薬が投与された場合は著しく検査感度が悪くなる.

3. グラム染色は初期抗菌薬を決定するうえで必須であるが，肺炎球菌やインフルエンザ菌では塗抹陽性になることが多く，リステリア菌や髄膜炎菌では塗抹陽性になる機会が少ない. 結核菌は抗酸菌染色しても確認されないことがほとんどである.

抗原・抗体検査, バイオマーカー検査

目的	＊抗原・抗体検査, バイオマーカー検査の意義と方法を理解する

目的

- 抗原検査は血液や体液から直接病原体を検出する検査であり, 抗体検査は病原体に対して反応した抗体を検出する検査で, 主に血液を検体とする検査である.
- 抗原検査は現在の感染状態を確認するために行い, 抗体検査は現在の感染状態に加えて過去の罹患状態を確認する目的で実施される.
- バイオマーカー検査は, ある特定の感染症において, 身体の状態に相関して量的に増加する物質を測定することで補助診断として行われる検査で, 主に血液が対象となる.

必要物品

1. 採取容器：採血管および滅菌スピッツ, 滅菌容器. バイオマーカーの場合は専用採血管が必要である.

検体採取のポイント

1. 抗体検査は対象となる病原体や抗体の種類（IgG や IgM, IgA など）や測定原理（ウイルス中和抗体や

補体結合反応など) により採血する時期が異なる.

2. 抗体検査は, 一定の期間をあけて抗体価の上昇を確認することがある.

3. 抗原・抗体検査はコンタミネーションを防止するため, 他の血液検査に用いた採血管を流用することは避ける.

4. バイオマーカー検査の中で, プロカルシトニンやプレセプチンは普通の採血管を使用するが, エンドトキシンやβ-D-グルカンは, 普通の採血管を使用すると偽陽性となるのでエンドトキシンフリーの特殊採血管で採血を行わなければならない.

結果の見方

1. 抗原検査で検出された場合, 病原体に応じた感染症の診断に繋がる.

2. 抗体検査も検出される病原体抗体の種類に応じた感染症の診断に繋がる.

3. 初感染の場合はIgM抗体が先に上昇し, 遅れてIgG抗体が上昇してくる. 急性期を過ぎればIgM抗体は消退し, IgG抗体がさらに高値となる.

4. 既感染の場合はIgM抗体は上がりにくく, 早期にIgG抗体が高値を示すことがある.

5. 抗体検査には梅毒血清反応のように生物学的偽陽性が必ず存在する.

6. 抗原過剰となるとプロゾーン現象により偽陰性となる場合がある.

7. バイオマーカーは, 体の状態や日内変動, すでに投与を受けている薬剤の影響を受ける.

迅速検査(POCT)

目的	＊迅速検査(POCT)の意義と方法を理解する

迅速検査(POCT)の目的

● 迅速検査 (POCT) は抗原抗体反応を利用した検査で，数分単位で検査結果が得られることから，緊急性の高い感染症に対して実施される検査である．

● 非常に簡便に検査結果が得られるため，検査室がなくても実施できることが大きな特徴である．また，結果によっては，感染対策が必要な病原体保有者の場合があり，感染管理上でも有用性の高い検査の1つである．

必要物品

● 対象となる病原体により採取する検査材料が異なるため必要物品も異なってくる．

1. 血液：通常の採血器具や物品を用いる (駆血帯やアルコール綿花など)
   ・主な検査項目：梅毒血清反応，肝炎ウイルス検査，HIV抗原・抗体検査，デング熱ウイルス検査など

2. 上気道材料:専用綿棒．飛沫を発生しやすいので，マスク，ビニールエプロンやアイシールドを含めた

PPEも準備する．採取法を**図1**に示す．自然に溜まる唾液成分をそのまま採取する．痰成分が混入すると検査に不適切になる．

- ・主な検査項目：インフルエンザ検査，新型コロナウイルス検査，RSウイルス検査，アデノウイルス検査，A群溶連菌検査など

3. 糞便：汚物を少量滅菌容器に入れる．また，専用の綿棒採取でも可能なものもある．

- ・主な検査項目：*C. difficile*検査，ヘリコバクター・ピロリ検査，ノロウイルス検査，ロタウイルス検査など

4. 膿汁・皮膚擦過物：専用綿棒で行う．

- ・主な検査：淋菌検査，水痘・帯状疱疹ウイルス検査など

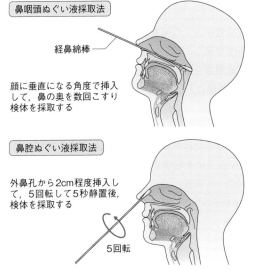

鼻咽頭ぬぐい液採取法

経鼻綿棒

顔に垂直になる角度で挿入して，鼻の奥を数回こすり検体を採取する

鼻腔ぬぐい液採取法

外鼻孔から2cm程度挿入して，5回転して5秒静置後，検体を採取する

5回転

図1 》 検体採取法

5. 尿：滅菌コップ

　　・主な検査：尿中肺炎球菌抗原検査，尿中レジオ
　　　ネラ抗原検査など

検体採取のポイント

1. 迅速検査専用の採取容器が多いため事前に検査
室から採取容器を入手しておく.

2. 迅速検査で採取した検体はその検査専用とし他に
流用しない．また，他に流用した検体の多くは迅
速検査に使えないことが多いため，その都度採取
を行う.

結果の見方

1. 偽陽性

　　・迅速検査キットの保管条件が悪い場合や検体
　　　の粘性が著しく高く検査に時間がかかる場合，
　　　規定時間以上反応させた後に結果を確認した
　　　場合は偽陽性となりやすい.

2. 偽陰性

　　・検査する際の室温がかなり低い場合（特に冬季）
　　　や抗原量または抗体量が少ない場合，迅速検
　　　査の免疫反応を阻害する物質が混在した場合

3. 検査無効・再検査

　　・コントロールラインにラインが確認できない場合

遺伝子検査

目的	＊遺伝子検査の意義と方法を理解する

遺伝子検査の目的

- 迅速検査と同様に，緊急性の高い感染症に対して感染症に対して実施される検査である．
- 高感度であり，抗原量が少なく迅速検査では検出ができない場合に実施することが多い．

必要物品

- 対象となる病原体により採取する検査材料がことなるため必要物品も異なってくる．
1. 血液：通常の採血器具や物品を用いる（駆血体やアルコール綿花など）
   - 主な病原体：肝炎ウイルス検査，HIVなど
2. 気道材料：専用綿棒．飛沫を起こしやすいので，マスク，ビニールエプロンやアイシールドを含めたPPEも準備する．
   - 主な病原体：インフルエンザ，新型コロナウイルス，A群溶連菌検査など
3. 糞便：汚物を少量滅菌容器に入れる．また，専用の綿棒採取でも可能なものもある．
   - 主な検査項目：*C. difficile*毒素検査，ノロウイルス検査

4. 喀痰：専用綿棒で行う.
   ・主な検査：レジオネラ菌, 結核菌, 非結核性抗
     酸菌(アビウム菌, イントラセルラー菌)など
5. 尿：滅菌コップ
   ・主な病原体：淋菌, クラミジア

自施設で使用する物品名などを記載

....
....
....
....
....
....
....
....

検体採取のポイント

1. 迅速検査専用の採取容器が多いため事前に検査
   室から採取容器を入手しておく.
2. 迅速検査で採取した検体はその検査専用とし他に
   流用しない. また, 他に流用した検体の多くは迅
   速検査に使えないことが多いため, その都度採取
   を行う.
3. 直ぐに検査が開始できない場合は－85℃のフリー
   ザーに保管をする (－20℃では遺伝子が変性して
   検出できなくなることがある).

結果の見方

1. 病原体の遺伝子が検出された場合は陽性，検出が無かった場合は検出感度以下（陰性とは言わない）と判定する．

2. 新型コロナウイルスではCt（スレショルドサイクル：Threshold Cycle）という数値を参考にすることがあるが，Ct値とは標的遺伝子の陽性結果が得られるまでの遺伝子増幅の サイクル数のことで，検査技術や機器の性能により差が出る．そのため，抗原量の定量値を反映しているものではない．

3. PCR陽性となっても死菌を引っ掛けていることがあり，治療経過の観察や活動性の感染症（特に結核）を反映しているものではないので，この結果のみでは感染性の判断には用いることができない．

Memo

....

....

....

....

....

....

....

....

薬物血中濃度(TDM)検査

目的	＊薬物血中濃度(TDM)検査の意義と方法を理解する

薬物血中濃度(TDM)検査の目的

- TDMとはTherapeutic Drug Monitoringの略で, 血液中に存在する特定薬物の濃度モニタリングする検査である.
- モニタリングをすることで有効性の確認や副作用の出現を軽減することが可能になる.
- 特にバンコマイシンやアミノグリコシド系薬については, 有効濃度の確認や腎機能低下や肝機能異常を起こす頻度が高いため, 使用時は測定を行う.

必要物品

1. 検体は血清または血漿を用いるため特別な採血管はいらない.
2. 採血時は, 通常の採血器具や物品を用いる(駆血帯やアルコール綿花など).

検体採取のポイント

- ピーク値 (最高血中濃度) とトラフ値 (最低血中濃度) の2点をモニタリングすることが多い.

1. ピーク値
   - **対象となる薬剤により採血時間が異なるため確認が必要である.**
   - グリコペプチド系薬(バンコマイシン, テイコプラニン)では投与終了後1〜2時間時点の採血を行う.
   - アミノグリコシド系薬(ゲンタマイシン, アミカシン, トブラマイシン, アルベカシン)では投与終了直後に採血を行う.
2. トラフ値
   - グリコペプチド系薬とアミノグリコシド系薬, ボリコナゾールの全ての薬剤に対して実施する. **採血は次回投与直前に行う.**
3. 直ぐに測定できない場合は冷蔵庫で保管する.

結果の見方

1. ピーク値
   - ピーク値は有効性の確認に用いることが多いが, グリコペプチド系薬やボリコナゾールでは通常測定はしない. ただし, 血中濃度が不安定でトラフ値だけでは管理が難しい場合はモニタリングする機会がある.
2. トラフ値
   - 副作用の発現を極力抑えるために確認をする. 血中濃度の高い中毒域の状態が続くと腎障害や肝機能障害, 聴覚障害などの重篤な副作用をまねく可能性があり, 逆に使用量が少なすぎると期待した効果が得られず, 血中濃度が低い状態で投与を継続すると耐性菌が出現する機会を増やすことになる.

薬剤耐性検査

目的	＊薬剤耐性検査の意義と方法を理解する

薬剤耐性検査の目的

● 薬剤耐性検査は，薬剤感受性検査を実施した結果，耐性と判定され接触予防策の適用を検討する場合に実施する．

● 薬剤感受性検査の結果，感受性と判定されたが何らかの耐性メカニズムの存在を疑う場合に，スクリーニング検査や確認検査として実施する．

必要物品

● 外来や病棟では準備するものはないが，検査室では耐性メカニズムに応じた試薬が必要である．

1. ESBL 産生腸内細菌目細菌(ESBL 産生菌)
   ・セフタジジム，セフォタキシム，セフポドキシムとそれぞれの薬剤にクラブラン酸を含有させた薬剤を用い，ミューラー・ヒントン培地を使い阻止円の大きさを測定する．

2. カルバペネム耐性腸内細菌目細菌(CRE)
   ・カルバペネム耐性となるか，カルバペネム以外のすべてのβ-ラクタム系薬に耐性となった場合に，メロペネムディスクとミューラー・ヒントン培地を使い阻止円の大きさを測定する．

3. その他の耐性菌
   ・バンコマイシン耐性腸球菌 (VRE)，メチシリン

耐性黄色ブドウ球菌 (MRSA)，ペニシリン耐性肺炎球菌 (PRSP) はそれぞれ指標薬が既に薬剤感受性試験で確認されているので，特別準備するものはない．
4. スクリーニング培地
   ・MRSAやESBL産生菌のように検出頻度が高い耐性菌を早期に発見する目的で，目的とする耐性菌に応じたスクリーニング培地を購入する．

検体採取のポイント

1. 糞便を対象とする場合は，排便した糞便検体をそのまま使用するが，止むを得ず綿棒採取をする場合は検査感度が落ちるため，スクリーニングには複数回検査を行う．
2. スクリーニング培地の多くは増強剤として抗菌薬が含有されているものが多い．そのため，含有された抗菌薬に感受性を示す耐性菌の場合は偽陰性になるので薬剤感受性結果を参考にしておく．

結果の見方

1. 薬剤感受性結果が感受性でも，耐性メカニズムの確認があった場合は耐性と判断する．
2. カルバペネマーゼ (カルバペネムを分解するβ-ラクタマーゼ) を産生するCREのうち，プラスミド上に耐性遺伝子を獲得した菌は厳重な感染対策が必要であるため，mCIM (エムシム) 法を用いてスクリーニングを行う．
3. 検出頻度は少ないが臨床上重要なVREやCREの発生があった場合はアウトブレイク対応としてスクリーニング培地を使用すると検査効率がよく，かつ検査感度と特異度の高い検査が行える．

薬剤耐性（AMR）の脅威

　特定の種類の抗菌薬や抗ウイルス薬が効きにくい，または効かなくなることを薬剤耐性（AMR）という．薬剤に耐性を持った細菌のことを薬剤耐性菌といい，接触伝播による医療関連感染の起因菌である．世界的に複数の抗菌薬に耐性を示す「多剤耐性菌」や腸内細菌目細菌（CRE）などの増加が問題となっている．薬剤耐性を獲得する細菌は，病原性の弱い常在菌の場合が多く，健康な人が感染しても保菌し無症状で経過するが，免疫が低下している患者や高齢者等に薬剤耐性菌が侵入すると感染症を発症する場合がある．

　日本では2016年よりAMR対策アクションプラン[1]が開始され，人間の抗菌薬適正使用だけではなく，ヒト・動物・環境の多分野で取り組み包括的な対策「ワンヘルスアプローチ」が提唱されている．

注意しなければいけない薬剤耐性菌に関する感染症

五類全数把握（4疾患）
- カルバペネム耐性腸内細菌目細菌（CRE）感染症
- バンコマイシン耐性腸球菌（VRE）感染症
- バンコマイシン耐性黄色ブドウ球菌（VRSA）感染症
- 多剤耐性アシネトバクター（MDRA）感染症

五類定点把握（3疾患）
- メチシリン耐性黄色ブドウ球菌（MRSA）感染症
- ペニシリン耐性肺炎球菌（PRSP）感染症
- 多剤耐性緑膿菌（MDRP）感染症

表 》薬剤耐性菌の略語

日本名	正式名称	略語
メチシリン耐性黄色ブドウ球菌	methicillin-resistant *Staphylococcus aureus*	MRSA
基質特異性拡張型 β-ラクタマーゼ産生菌	extended spectrum β-lactamase-producing bacteria	ESBL 産生菌
カルバペネム耐性腸内細菌目細菌	carbapenem-resistant *Enterobacteriaceae*	CRE
カルバペネマーゼ産生腸内細菌目細菌	carbapenemase-producing *Enterobacteriaceae*	CPE
多剤耐性緑膿菌	multidrug-resistant *Pseudomonas aeruginosa*	MDRP
ペニシリン耐性肺炎球菌	penicillin-resistant *Streptococcus pnuemoniae*	PRSP
バンコマイシン耐性腸球菌	vancomycin-resistant *Enterococci*	VRE
多剤耐性アシネトバクター・バウマニ	multidrug-resistant *Acinetobacter baumannii*	MDRA
ニューデリー・メタロβ-ラクタマーゼ1産生菌	New Delhi metallo β-lactamase-1-producing bacteria	NDM-1 産生菌
βラクタマーゼ非産生アンピシリン耐性インフルエンザ菌	β-lactamase non-producing ampicillin-resistant *Haemophilus influenzae*	BLNAR
多剤耐性結核菌	multidrug-resistant *Tuberculosis*	MDRTB
超多剤耐性結核菌	extensively drug-resistant *Tuberculosis*	XDRTB

薬剤耐性検査

引用・参考文献

1) 厚生労働省：薬剤耐性 (AMR) 対策アクションプラン 2023-2027 (概要/本体)
https://www.mhlw.go.jp/stf/seisakunitsuite/bunya/0000120172.htmlより2024年3月30日検索

Memo

第 6 章

医療器具・処置関連
感染対策

6

カテーテル由来血流感染

目的
* CRBSI の感染経路について理解する
* CRBSI の対策について理解する

カテーテル由来血流感染（CRBSI）とは

- 血管内に留置されたカテーテルに関連して発生した血流感染のことをいう.

- 血管カテーテルには, 動脈カテーテル, 中心静脈カテーテル（CVC）, 末梢挿入中心静脈カテーテル（PICC）, 透析カテーテル, 末梢静脈カテーテルなど様々な種類がある.

- これらの血管カテーテルの中でも, CVCは, 高カロリー輸液法のみならず, カテコラミン投与, 悪性腫瘍に対する化学療法やときに血液製剤の投与など, 種々の目的で使用されることがあり, 特に急性期医療においては多用されている.

- CVCを種々の薬剤投与や血液製剤投与, 血液採取などの多目的に使用した場合は, TPN専用のカテーテルとした場合と比べて, 感染率が有意に高率であったという報告があり[1], その使用にあたっては特に注意が必要である.

Memo

CRBSIの主要な感染経路

● CRBSIの主要な感染経路には,
  ①カテーテル挿入部からの侵入（挿入部位の皮膚
   に存在する微生物が，カテーテルの表面に沿っ
   て侵入，または皮下のカテーテル経路に侵入,
   カテーテル先端でコロニーを形成する等）
  ②カテーテル接続部からの侵入（汚染された手指,
   または器具の接触によるカテーテルまたはカ
   テーテルハブの直接的な汚染）
  ③薬液の汚染
  があげられる[2]（**図1**）.

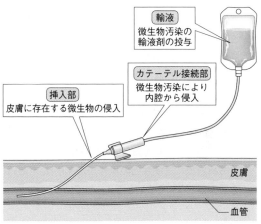

輸液
微生物汚染の
輸液剤の投与

カテーテル接続部
微生物汚染により
内腔から侵入

挿入部
皮膚に存在する微生物の侵入

皮膚

血管

図1 》CRBSIの主要な感染経路

Memo

[①カテーテル挿入部からの侵入]

- 血管カテーテル挿入部位の皮膚に存在する皮膚常在菌や医療従事者の手指などから伝播した病原体が，血管カテーテルの外壁を伝わって血管内に侵入する経路．
- 内頸静脈に挿入したカテーテルは，鎖骨下静脈に挿入したものと比べて，挿入部皮膚のコロニー形成やCRBSIのリスクが高くなる[3]．
- 挿入部の皮膚に10^2CFU以上の細菌定着があると，CRBSIのリスクが有意に上昇するといわれている[2]．

[②カテーテル接続部の汚染]

- カテーテル接続部はアクセスポート，三方活栓，カテーテル連結部などがある．
- これらの接続部に医療従事者が汚染した手指で接触した場合，または，接合部が直接汚染された場合は，血管内に病原体が侵入する可能性がある．
- 30日以上の長期間留置カテーテルの場合，CRBSIの感染経路として，接続部汚染が最も可能性が高いといわれている．
- 長期間カテーテルを留置している場合，カテーテルの接続部には多数回の操作が加えられ，CRBSIの感染源となりやすいと考えられている．

[③薬液の汚染]

- 薬液汚染が原因のCRBSIは比較的まれであるが，一度発生すれば集団発生（アウトブレイク）となる可能性が高い．
- 欧米では，一般的に薬剤の混合は管理された区域内で専任の職員により無菌的に行われている

が，わが国ではおのおのの病棟にて看護師が輸液を調製している施設が多い．

● ナースステーションでの薬剤混合でも，管理が適切に行われれば，無菌下で混合する場合と汚染頻度は変わらないという報告がある一方で，病棟内での薬剤混合は，混合する薬剤の数に応じて汚染頻度が高くなるという報告もある[1]．

感染管理の実際

挿入時の対策

［挿入部位の選択］

● 中心静脈カテーテル挿入部位にはそれぞれに示す特徴がある（**表1**）．機械的合併症のリスクや中心静脈ライン関連血流感染（CLABSI）リスクを総合的に評価してカテーテルの挿入部位を決定する．

表1 》挿入部位の特徴

大腿静脈	・成人におけ大腿静脈カテーテルは鎖骨下，内頸静脈と比べて細菌コロニー形成率が高く，CLABSI発生率も高い ・内頸静脈カテーテルや鎖骨下カテーテルよりも深部静脈血栓症のリスクも高い ・陰部が近く，失禁のある場合は排泄物により汚染をきたしやすい ・下肢の動きに支障をきたす
内頸静脈	・内頸静脈は，鎖骨下静脈穿刺と比較してカテーテルのコロニー形成率および感染率が高い ・内頸部は皮膚常在菌の密度が高く，口腔内や気道分泌物の汚染を受けやすく，発汗も多い ・頸部の動きによりカテーテルが屈曲しやすく，ドレッシング固定が困難である
鎖骨下静脈	・内頸静脈と比較して，機械的合併症（気胸，血胸，カテーテル先端位置異常など）の発生頻度が高い ・ドレッシング材の固定は，大腿部静脈や内頸静脈に比べて管理しやすい

カテーテル由来血流感染

199

[高度無菌バリアプリコーション（マキシマルバリアプリコーション）の使用]

● 中心静脈カテーテル挿入時のマキシマルバリアプリコーション（滅菌ガウン，滅菌手袋，帽子，サージカルマスクを着用し，患者の全身を覆うことのできるサイズの滅菌ドレープを使用）の実施と，ミニマルバリアプリコーション（清潔手袋と小さな覆布）を比較した無作為化比較試験（RST）では，マキシマルバリアプリコーションの実施群が，カテーテルに関連血流感染（CLABSI）の発生率が低い傾向にあり，カテーテルにおける菌の定着率が有意に低かったと報告されている[1]．

● したがって，CVC挿入時にはCLABSI対策としてマキシマルバリアプリコーションが推奨される．

[リアルタイム超音波の使用]

● リアルタイム超音波の使用が，CLABSIを直接的に予防することには繋がらないが，リアルタイム超音波法によりCVCを留置する方法は，標準的なランドマーク法と比較して機械的合併症が著しく少なく，カテーテル挿入不成功の回数が少なかったと報告されている[4]．

● 機械的合併症や穿刺回数を低減させるために，十分に訓練されたスタッフによる超音波ガイドの使用が強く推奨されている（**図2**）.

自施設の対策を記載

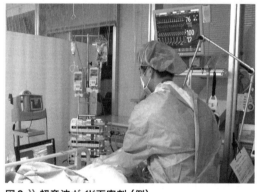

図2 》超音波ガイド下穿刺（例）

［挿入部の皮膚消毒］

● それぞれの消毒薬の比較研究（2%グルコン酸クロルヘキシジン（CHG）溶液 vs 10%ポビドンヨード vs 70%アルコール）において，2% CHG溶液は，10%ポビドンヨードまたは70%アルコールと比較して，カテーテルコロニー形成またはCRBSIを減少させる傾向があった.

- メタアナリシスにおいて，ポビドンヨードと比較して，グルコン酸クロルヘキシジン（CHG）製剤はCRBSIリスクを低減させる予防効果の可能性が高いことが示された.
- 現在CDCガイドラインでは，0.5%を超える濃度のグルコン酸クロルヘキシジンアルコールが推奨されている（2か月未満の乳児に関しては安全性または有効性が証明されていないので勧告されていない）[3].
- グルコン酸クロルヘキシジンが禁忌の場合に，ヨードチンキやポビドンヨード，70%アルコールが選択される．末梢静脈カテーテルに関しては，挿入前の皮膚消毒は70%アルコール，ヨードチンキまたはグルコン酸クロルヘキシジンアルコールでの皮膚消毒が推奨されている[3].
- 一般的に消毒薬は，血液・体液などの有機物やタンパク質が付着していると，消毒薬の殺菌効果を低下させることがある.
- したがって，消毒開始前に血液などの有機物による汚染を対象物からできるだけ洗浄して除去することが推奨されている.
- 挿入部の皮膚においても，消毒前の汚染除去が行われるとより消毒効果が高まる.

自施設の対策を記載

....

....

....

....

....

挿入中の管理

[挿入部のドレッシング材]

● カテーテル挿入部位は滅菌ガーゼまたは滅菌透明半透過性フィルムドレッシングを用いる.

● ドレッシングはしめりや緩み, はがれ, 目に見える汚れが生じた場合に交換する. ガーゼは2日ごと, 透明ドレッシングでは7日ごとの交換が目安[3]となる.

● 短期間の非トンネル型中心静脈カテーテルの挿入部位のドレッシングにおいて, これまで基本的な感染予防策を講じたにもかかわらず, CRBSI発生率が低下しない特別な場合に, CHGを含浸したドレッシングが推奨されていたが, CHG含浸ドレッシングのCRBSIの減少効果が証明されたため, 2017年のCDCガイドラインの一部改訂において, 18歳以上の患者におけるFDA認可クロルヘキシジン含浸ドレッシングが推奨されている[7](**図3**).

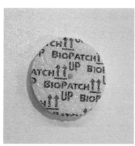 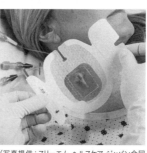

（写真提供：テレフレックスメディカルジャパン株式会社）　（写真提供：スリーエム ヘルスケア ジャパン合同会社）

図3 》クロルヘキシジン含浸ドレッシング (例)

[輸液ラインの交換]

- 輸液ラインの毎日の交換は，CRBSIやカテーテルのコロニー形成率が有意に高いとする報告や，72～96時間ごとの交換が48時間より安全で経済的であるという報告があり，頻回の交換がCRBSIを防ぐという根拠はない．

- 血液，血液製剤，または脂肪乳剤を投与していない場合では，96時間以上間隔をおいて，長くとも7日ごとに輸液セット（二次輸液セット，付属部分を含む）を交換することを推奨している[3]．

- 血液，血液製剤，脂肪乳剤（3-in-1バッグ製剤も含む）は細菌の増殖が高くなるため，投与に使用したチューブは点滴開始から24時間以内の交換を推奨している．

- プロポフォール注入に使用するチューブは，メーカーの勧告に従い，6または12時間ごとに交換する．

- コネクタには，メカニカルバルブ方式とスプリットセプタム方式がある．メカニカルバルブとは，接続具の雄ルアーをコネクタの開口部に挿入して内部のゴム弁を押し込むことにより，ゴム弁先端のスリットが中心部のスパイクによって押し開かれ，輸液ルートと接続具が内部で開通する構造であり，

一方，スプリットセプタムは，ポートに切れ目が
あり，接続すると注入口のスリットが押し開かれ，
輸液ルートと接続具が内部で開通するシンプルな
構造である.

- ニードルレスシステムでは，一部のメカニカルバル
  ブが感染リスクを増大させるため，スプリットセプ
  タムを使用するほうが良いとされている [3].

自施設の管理を記載

[カテーテルの交換]

- CRBSIを防ぐ目的でCVCやPICC，血液透析カ
  テーテルまたは肺動脈カテーテルを定期交換して
  も発生率が低減できる根拠はない.
- これらのカテーテルが正常に機能し局所や全身の
  感染を引き起こすエビデンスがない限り交換の必
  要性はないとしている.
- 一般に長期留置のカテーテルはCRBSIのリスクを
  上昇させるので，定期交換を安易に行うのではなく，
  本当にCVCが必要なのかを検討し，早期にカテー
  テルを抜去することが何より重要な対策である.
- カテーテルの交換は，合併症のリスクや再挿入に
  かかるコストを考えたうえで検討する必要がある.

[接続部(ハブ)の消毒]

● 接続部の消毒は，グルコン酸クロルヘキシジン，70％アルコール，ポビドンヨードを用いて，擦式消毒(Scrubbing)を行う．

● 実験により，軽く短時間 (数秒) 拭いただけでは汚染物は除去されておらず[8]（**図4**），しっかりゴシゴシと拭き取る「Scrubbing」が重要である．

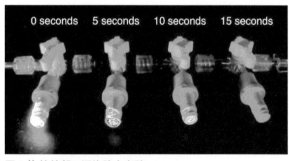

図4 》 接続部の汚染除去実験

文献 8) より引用

● CDCガイドライン以外でも擦式消毒（Scrubbing）が推奨されている（**表2**）．また，接続部は滅菌された機器のみを接続する．

自施設の管理を記載

....

....

....

....

表2 》 アクセスポートの消毒 (各国ガイドライン)

策定・公表組織	推奨内容
血管内留置カテーテル関連感染予防のためのCDCガイドライン *1	適切な消毒薬（クロルヘキシジン，ポビドンヨード，ヨードホールまたは70％アルコール）で擦式消毒（Scrubbing）し，滅菌デバイス以外のものをポートにアクセスしない．
INS（米国輸液看護協会）*2	血管内留置デバイスにアクセスする前に，ニードルレスコネクタを強く擦り消毒し乾燥させる．
SHEA/IDSA（米国医療疫学学会 /米国感染症学会）*3	カテーテルハブ，ニードルレスコネクタ，または注入ポートにアクセスする前に，クロルヘキシジンアルコール製剤，70％アルコール，またはポビドンヨードを用いて強く機械的に擦る．汚染を減らすために，5秒以上機械的に擦る．
NHS（EPIC）（イギリス国営医療制度）*4	アクセスポートまたはカテーテルハブの汚染を除去するために，2％グルコン酸クロルヘキシジン塩含有70％イソプロピルアルコールの単包を用い，ハブは最低15秒間清拭，システムにアクセスする前に乾燥させる．
日本静脈経腸栄養学会 *5	ニードルレスシステムを使用する場合は，器具表面を厳重に消毒すること．

*1 CDC：Guidelines for the Prevention of Intravascular Catheter-Related Infections, 2011
*2 Gorski LA et al：Home Healthe Now 35(1)：10-18, 2017
*3 Marschall J et al：Infect Control Hosp Epidemiol 35(7)：753-771, 2014
*4 Loveday HP et al：J Hosp Infect 86 Suppl 1：S1-70, 2014
*5 日本静脈経腸栄養学会：静脈経腸栄養ガイドライン第3版, 2013

カテーテル由来血流感染

[バンドルの実践]

- バンドルとはエビデンスに基づき勧告された実践可能な対策のいくつかを束ねて実施する.

- 「バンドル」の遵守により感染症の発生率を低減させることが知られている.

- CLABSI予防においては, カテーテル挿入時やカテーテル管理中のバンドルの遵守により感染率を低減できたとの報告がある[4].

- CLABSI予防バンドルは, 一般的に①手指衛生, ②マキシマルバリアプリコーション, ③クロルヘキシジンによる皮膚消毒, ④最適なカテーテル部位の選択, ⑤不必要なカテーテルの早期抜去などがあげられる.

引用・参考文献

1) 武澤純ほか：カテーテル血流感染対策. エビデンスに基づいた感染制御第1集基礎編 [改訂2版] (小林寛伊編), メヂカルフレンド社, 2003

2) 坂本史衣：基礎から学ぶ医療関連感染対策―標準予防策からサーベイランスまで, 改訂第2版, 南江堂, 2012

3) CDC：Guidelines for the Prevention of Intravascular Catheter-Related Infections, 2011

4) Raad II et al：Prevention of central venous catheter-related infections by using maximal sterile barrier precautions during insertion. Infect Control Hosp Epidemiol 15：231-238, 1994

5) Hind D et al：Ultrasonic locating devices for central venous cannulation: metaanalysis. BMJ 327：361, 2003

6) Parienti JJ et al：Intravascular Complications of Central Venous Catheterization by Insertion Site. N Engl J Med 373：1220-1229, 2015

7) CDC：Guidelines for the Prevention of Intravascular Catheter-Related Infections, 2017

8) Lockman JL et al：Scrub the hub! Catheter needleless port decontamination. Anesthesiology 114：958, 2011

Memo

....

....

....

尿路感染対策

目的

目的
*尿路感染対策の目的について理解する
*尿道カテーテル留置の適応, 挿入方法, 留置中の管理について理解する

目的

- 尿路感染は, 医療関連感染(医療施設などで患者がもともとの病気とは別に新しく罹患した感染症)の中で約13%を占める[1].

- 尿道カテーテルの留置は, 医療施設で頻度の高い医療処置であり, 日常的に実施されているがゆえに軽視されやすい.

- 尿道カテーテルの留置期間が長いほど尿路感染のリスクは高くなり, 30日留置された全患者にカテーテル関連尿路感染症(CAUTI)が発生する[2].

- 患者の多くは無症状のまま経過し, カテーテルを抜去すれば治癒する. しかし, 重症例では1〜4%が二次的菌血症へ移行し[3,4], 生命に危険を及ぼす. 二次的菌血症の死亡率は高く, ハイリスクのデバイスであることを忘れてはならない.

- CAUTI対策として最も重要なのは, 尿道カテーテルの適正使用と管理である. すべてのスタッフがリスクファクター(疾患を発生させる確率を高めてしまう要素)を理解し, 適切な対策を実施できる必要がある.

微生物の侵入経路

● CAUTIを引き起こす微生物は，カテーテルの外側と内側から侵入する（**図1**）[5].

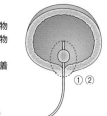

外側を通る経路

①挿入時に患者の会陰，腟に存在する微生物あるいは，医療者の手指に存在する微生物を押し込む（初期に発生する）．
②カテーテル留置中に会陰，直腸，腟に定着している微生物が侵入する．

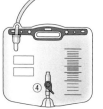

内側を通る経路

③カテーテルとチューブの接続部を開放することにより，微生物が侵入する．
④排尿口が汚染されることにより，排尿バッグ内の尿が汚染される．

図1 》微生物の侵入経路

Memo

尿道カテーテル留置の適応

- 尿道カテーテル留置は適切な患者にのみ使用すべきであり，留置後もより短期間に留めるべきである[6].
- 尿道カテーテル留置の適応となる手術患者であっても，継続使用について適切な適応がない限り，術後できるだけ早くカテーテルを抜去する（24時間以内が望ましい）.
- 尿失禁管理のために，患者および施設入居者で尿道カテーテルを使用することは避ける.

尿道カテーテル留置の適切な患者 [7]

- 急性尿閉や膀胱出口部閉塞がある患者
- 尿道カテーテル留置以外の間欠導尿や体外式カテーテル（コンドーム型収尿器）留置が困難である患者
- 尿失禁患者の仙骨や会陰部にある開放創の治癒促進
- 重篤な患者で正確な尿量測定が必要である患者
- 以下のような外科手技のための周術期使用

  - ・尿生殖路の泌尿器科手術を受ける患者
  - ・長時間の手術が予想される患者
  - ・術中の正確な尿量モニタリングが必要な患者

- 終末ケアにおける快適さを必要に応じて改善する患者

尿道カテーテル挿入時の注意点

⦿ 無菌的なカテーテル挿入の正しい手技を理解し，適切な訓練を受けた者のみが実施し，無菌操作で挿入する[7].

注意点

● カテーテル挿入直前 / 直後に手指衛生を行う.

● 手袋・ガウンの着用を含め標準予防策を徹底する.

● 挿入前に可能な限り陰部の清拭や洗浄を行う.

● 無菌操作のために，必要時2名体制でカテーテルを挿入する.

● 滅菌ドレープを用い，清潔野を確保する.

● 尿道口周囲の消毒は，滅菌の綿球，滅菌の鑷子を用い実施する.

● 挿入時の潤滑剤は，単回使用の個包装パックのものを使用する.

● 挿入時カテーテルは，滅菌手袋を着用した清潔な手で把持し挿入する.

　・鑷子で把持すると，潤滑剤で滑り挿入が困難になり，カテーテルを損傷してしまう可能性がある.

　・カテーテルを損傷することにより，バルーンが破裂し，抜去させたり，あるいはバルーンが収縮できずに抜去できなくなることがある.

その他の注意点を記載

挿入方法

・・・

［男性の場合］

①利き手ではない手（触った時点で不潔）で陰茎を持ち
上げ，滅菌鑷子で消毒液を浸した滅菌綿球で，尿
道口から包皮に向かって円を描くように2回消毒する．
※消毒綿球は1回ごとに取り替える．

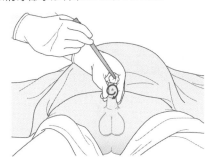

②利き手でない手（不潔）で陰茎を90度程度に持ち
上げ，尿道をまっすぐにし，潤滑剤のついたカテー
テルを利き手で（清潔）直接つかみ，不潔にならな
いよう尿道口に挿入する．挿入時の尿道粘膜への
刺激や損傷が微生物の侵入に影響するため，手の
感覚を大事にし，静かに挿入する．

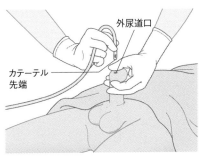

外尿道口

カテーテル
先端

［女性の場合］

①利き手でない手（触った時点で不潔）で小陰唇を開き，外尿道口両側を前から後ろへ消毒する．最後に中央の尿道口を前から後ろへ消毒する．

　※消毒綿球は1回ごとに取り替える．

　消毒の順番：①②外尿道口の両側→③中央の尿道口

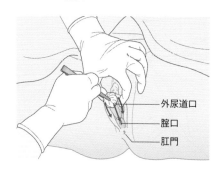

- 外尿道口
- 腟口
- 肛門

②利き手でない手（不潔）で小陰唇を開き，潤滑剤のついたカテーテルを利き手（清潔）で直接つかみ，不潔にならないよう尿道口に挿入する．挿入時の尿道粘膜への刺激や損傷が微生物の侵入に影響するため，手の感覚を大事にし，静かに挿入する．

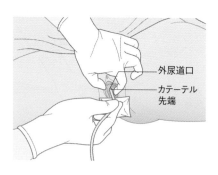

- 外尿道口
- カテーテル先端

- 挿入後は，カテーテルを適切に固定する.
- カテーテルの移動や尿道の牽引による損傷を防ぐ
  ため，適切に固定する.
  ・男性：陰茎を臍部に向けて上げ，下腹部に固定
  　　　　する（**図2**）.
  ・女性：大腿部に固定する（**図3**）.

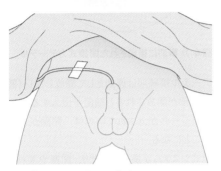

図2 》男性の場合の固定法

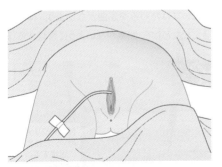

図3 》女性の場合の固定法

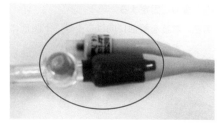

図4 》事前に接続された閉鎖式カテーテル

- カテーテル接続部は原則として開放しない（**図4**）．
  - ・接続部が開放されると細菌が侵入する．
  - ・赤いシールが外されていれば，閉鎖が損なわれたことになる．
- 閉鎖式システムが損なわれたり，閉塞や漏れが起きた場合は，カテーテルと採尿バッグ一体で交換する．
- 停滞のない尿流を維持する．
  - ・チューブはたわみや屈曲がないよう，体の下に敷きこむなどして，閉塞がないように管理する（**図5**）．

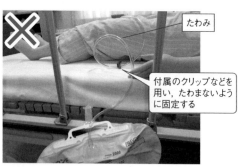

たわみ

付属のクリップなどを用い，たわまないように固定する

図5 》間違った管理　その1

- 採尿バッグは常に膀胱より低い位置で維持し，床に触れないようにする（**図6**）.
- 患者を搬送する前に，チューブ内の尿を採尿バッグに流してからバッグ内の尿を廃棄する.

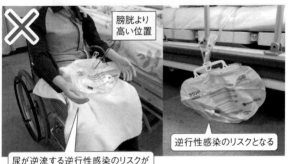

膀胱より高い位置

逆行性感染のリスクとなる

尿が逆流する逆行性感染のリスクがある
移動前には採尿バッグ内の尿は廃棄し，膀胱より低い位置に固定する

図6 》間違った管理　その2

- ベッドパンウォッシャーなどで洗浄・消毒された，患者ごとに異なる清潔な採尿容器を用いて，定期的に採尿バッグを空にする.
  - ・採尿容器と採尿バッグの排尿口が接触しないようにする（**図7**）.
  - ・採尿容器は使いまわしをしない.
  - ・採尿バッグ内の尿を廃棄するときは，手指衛生を行い，手袋，ガウンなどを着用する.
  - ・別の患者の尿を廃棄する前に，手袋をはずし，手指衛生を行ってから新しい手袋を着用する.

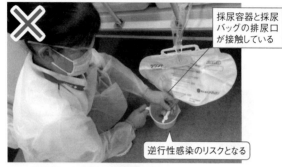

採尿容器と採尿バッグの排尿口が接触している

逆行性感染のリスクとなる

図7 》間違った管理　その3

- 尿検体は，手指衛生後手袋を着用し，採尿ポートを単包アルコール綿で消毒し，滅菌注射器で無菌的に採取する（**図8**）．

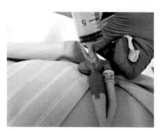

図8 》尿検体の採取

- 理由なくカテーテルを定期交換しない．
- 石けんと流水で挿入部を洗浄し，毎日清潔に保つ．
  ・清潔の保持，不快感の緩和目的で実施する．
- カテーテルの必要性について毎日検討し，不要になり次第，速やかに抜去する．

● 感染徴候の早期発見が重要である. 勤務ごとに記録に残しておく.

観察項目

● 尿の性状, 浮遊物の有無
● 尿量
● 尿漏れの有無
● 発熱
● 腰・背部痛, 側腹部痛, 恥骨上圧痛
● 倦怠感
● 食欲不振
● 検査結果
　・血液検査：WBC, CRP など
　・尿検査：細菌尿 (10^5/mL 以上, 鏡検で好中球や貪食像を認める), 尿培養結果
● 固定部の皮膚状態

引用・参考文献

1) Magill SS et al : Multistate point-prevalence survey of health care-associated infections. N Engl J Med 370 : 1198-1208, 2014
2) Warren JW : Catheter-associated urinary tract infections. Int J Antimicrob Agents 17 : 299-303, 2001
3) Tambyah PA et al : Catheter-associated urinary tract infection is rarely symptomatic: a prospective study of 1,497 catheterized patients. Arch Intern Med 160 : 678-682, 2000
4) Nazarko L : Reducing the risk of catheter-related urinary tract infection. Br J Nurs 17 : 1002, 1004, 1006 passim, 2008
5) Maki DG et al : Endineering out the risk of infection with urinary catheters. Emerg Infect Dis 7 : 342-347, 2001
6) 日本泌尿器科学会編：尿路管理を含む泌尿器科領域における感染制御ガイドライン, 改訂第2版, メディカルレビュー社, 2021
7) 満田年宏訳・著：カテーテル関連尿路感染予防のためのCDCガイドライン2009, ヴァンメディカル, 2010

人工呼吸器関連肺炎感染対策

目的	*人工呼吸器関連肺炎(VAP)の発生率の低減

目的

- 人工呼吸器関連肺炎(VAP)は,気管内挿管下で人工呼吸器管理をすることによって発症する院内感染である.

- VAPはICUで最も頻発する院内感染のひとつであり,その発症率は9～27%[1,2]と報告され,わが国においては人工呼吸日数1,000日につき12.6例[3]発症すると報告されている.

- VAPを発症すると,人工呼吸器の使用期間やICUの滞在日数が延長する[1]だけでなく,死亡率が33～50%[5]と患者に大きな不利益を与えるため,感染対策を行うことにより発生率低減を目指すことが重要である.

適応

VAPの発生機序と感染対策

- VAPとは,人工呼吸器を使用している患者が,その使用を開始してから48時間以後に新たに肺炎を発症する病態を指す.

［原因］

- VAP が発生する原因は，細菌が下気道に流入するのを防ぐための生体防御反応が，気管チューブの挿入によって崩れることに起因する.
- 特に気管チューブの挿入によって声門の閉鎖が阻害されたり，鎮静剤の影響で咳が抑制されたりすると，細菌が気道の下部に入り込みやすくなり，それが VAP の原因となる.
- VAP 予防の主な目標は，これらの細菌の侵入経路を断ち切ることになる（**図1**）.

［細菌の侵入経路］

- 細菌が人体内に侵入する経路は複数存在する. そのなかでも主なものは，口腔，鼻腔，および咽頭に定着した細菌や胃内で増殖した細菌が逆流し，

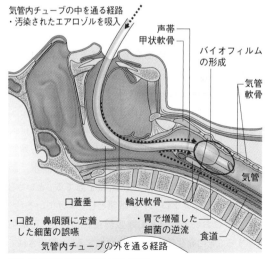

気管内チューブの中を通る経路
・汚染されたエアロゾルを吸入

声帯
甲状軟骨

バイオフィルムの形成

気管軟骨

気管

口蓋垂 　輪状軟骨

・口腔，鼻咽頭に定着した細菌の誤嚥

・胃で増殖した細菌の逆流

食道

気管内チューブの外を通る経路

図1 》VAP 原因菌の侵入経路

気管チューブの外側を通って肺内に流入する経路である.

- 気管チューブ内部がさまざまな理由で細菌に汚染される可能性があり，これによって細菌が気管チューブ内部を通り，肺内に侵入する経路も存在する.
- このような経路による細菌の侵入は，気管チューブ内部にバイオフィルムと呼ばれる微生物の集合体を形成する一因となる.
- バイオフィルムは抗菌薬が効きにくい環境で存在し，血流が及ばない場所で細菌が生存し続ける. その結果，これらの細菌が肺内に侵入し，VAPの原因となる.

人工呼吸器関連事象（VAE）とその対策

- 近年，人工呼吸器関連事象（VAE）という概念が注目されている.
- VAEは，人工呼吸器を必要とする患者において，感染だけでなくさまざまな有害事象や合併症が発生する現象を指し，これに焦点を当てることで，全体的な患者ケアの質向上を目指す.
- Klompasは，VAEを防ぐには，「挿管を避ける」「人工呼吸器の使用時間を最小限にする」「最も頻繁にVAEを引き起こす特定の条件（肺炎，胸水，肺水腫，無気肺，ARDS）に焦点を当てる」という3つを主要なアプローチを戦略として挙げている[6].
- VAPにおいても，人工呼吸器使用日数が1日増加するごとに発生率が1〜3%増加する[5]と報告されている.

- VAPとVAE両方を予防するには，挿管を回避することや，人工呼吸器の使用期間を最小限に抑えることが重要である．
- 非侵襲的陽圧換気（NIPPV）による挿管の回避や，人工呼吸器離脱プロトコルの導入など，早期抜管に向けた取り組みを含めた対策（**表1**）[7]が，VAPとVAE両方の発生率を低減させるための有効な戦略となる．

表1 》 成人患者におけるVAP/VAEを予防するための推奨事項

カテゴリー	理論的根拠	介入方法	エビデンスの質
必須で実践するべき対策	介入により人工呼吸器の使用期間，入院期間，死亡率，費用が減少する可能性が高い	挿管を避け，再挿管を防止する．安全に実行可能な場合に限り，高流量鼻カニュラ酸素療法（HNFC）または非侵襲的陽圧換気（NIPPV）を適切に使用する	高
		鎮静を最小限に抑える ・他の薬剤を優先してベンゾジアゼピンを避ける ・鎮静を最小限に抑えるためのプロトコルを使用する ・人工呼吸器離脱プロトコルを実施する	中
		身体コンディションの維持・向上	中
		ベッドの頭側を30〜45°まで上げる	低
		クロルヘキシジンを使用せず，ブラッシングにて口腔ケアを提供する	中
		早期に経腸栄養と非経口栄養を提供する	高
		人工呼吸器回路は，目に見えて汚れている場合または故障している場合にのみ交換する	高

表1つづき

カテゴリー	理論的根拠	介入方法	エビデンスの質
追加を検討するべき対策	介入によって転帰が改善されるが，一定の集団ではリスクが生じる可能性がある	薬剤耐性菌の蔓延が低い国およびICUでは，選択的な口腔または消化器の除菌	高
	VAP率が低下する可能性はあるが，人工呼吸器の使用期間，入院期間，死亡率への影響を判断するにはデータが不十分	48〜72時間以上の人工呼吸器換気が必要と予想される患者に，カフ上部吸引孔付き気管チューブを使用する	中
		早期の気管切開を検討する	中
		消化器通過障害または誤嚥のリスクが高い患者に，胃からの栄養ではなく幽門後栄養チューブの使用を検討する	中
一般的に推奨されない対策	VAP率の低下との関連性は一貫しておらず，人工呼吸器の使用期間，入院期間，死亡率には影響がない，もしくはマイナスの影響がない	クロルヘキシジンによる口腔ケア	中
		プロバイオティクスの使用	中
		極薄ポリウレタン製のカフ付き気管内チューブ	中
		テーパー型のカフ付き気管内チューブ	中
		気管内チューブのカフ圧を自動制御する	中
		カフ圧の頻繁なモニタリング	中
		銀コーティングされた気管内チューブ	中
		体位交換機能付きベッド	中
		腹臥位	中
		クロルヘキシジン入浴	中
	VAP率，人工呼吸器の使用期間，入院期間，死亡率には影響がない	ストレス性潰瘍の予防	中
		残存胃容積のモニタリング	中
		早期の非経口栄養	中
推奨されない対策	VAP率やその他の患者転帰には影響せず，コストへの影響は不明	閉鎖型気管内吸引システム	中

文献8)を参考に作成

人工呼吸器導入時の注意点

[カフ上部吸引孔付き気管チューブ]

● 声門下カフ上に貯留した分泌物が肺内に流入するのを防ぐため，カフ上部に吸引用の側孔を備えた気管チューブを使用することが，VAPの発生率を低下させる有効な方法である[8].

● カフ上部吸引孔付き気管チューブは通常の気管チューブに比べてコストが高い．その使用については慎重に施設内で議論する必要がある．

● 通常の気管チューブからカフ上部吸引孔付き気管チューブに切り替えることが推奨されない[9]ことも考慮しなければならない．

● カフ上部での吸引は，持続的な実施が効果的であるという報告がある[10]一方で，気管粘膜による吸引孔の閉塞が発生する可能性もあることに留意する必要がある．

● 持続的な吸引を行う際には，吸引圧を低圧（約20mmHg程度）に設定し，適切に吸引が行われているかを確認しながら実施することが重要である．

● 吸引による気管粘膜の損傷が報告されている[11]ため，吸引圧が高くなりすぎないよう慎重な管理が必要である．

その他の注意点を記載

人工呼吸器関連肺炎感染対策

[挿管プロセスで使用される医療機器の管理]

● 喉頭鏡やスタイレットなど，挿管プロセスで使用される医療機器は，使用時に口腔や粘膜面と接触するため，スポルディングの分類において「セミクリティカル器材」に分類される（p.113）．

● 特に喉頭鏡は心肺蘇生の緊急時に必要とされ，いつでも適切に使用できるよう日常的にチェックする必要がある．しかしそのチェック作業により洗浄・消毒後のブレードなどの部品を汚染させてしまうとVAPの要因となる可能性がある．

● これらの器材を使用した後は，適切に洗浄・消毒し，十分に乾燥させる必要がある．さらに，汚染からこれらの器材を保護するために，ビニール袋に入れるなどの適切な保管方法を採用することが望まれる．

● 喉頭鏡のハンドルは，浸漬して洗浄や消毒ができる構造になっているものは少なく，清拭することが一般的である．しかし，十分な洗浄や消毒ができていないことが多い器材であることが報告されており[12]，使用後には汚れを十分に取り除き，消毒剤を含むクロスなどを使用して清拭することが不可欠である．

その他の注意点を記載

....

....

....

....

人工呼吸器管理中の VAP 予防

[手指衛生]

- 医療分野における感染症の発生の多くは，細菌によるものであり，その主要な伝播経路のひとつは接触感染である．

- 特に人工呼吸器を必要とするような重症患者にとって，医療関連感染は極めて深刻で命にかかわるリスクを伴うことがある．したがって，接触感染対策は医療提供者や患者の安全性を確保するために非常に重要な要素となっている．そのなかでも，手指衛生は感染症対策の基本的な要素として位置づけられている．

- 人工呼吸器を装着している患者は，突発的な状況で環境表面や患者に触れる必要があることが多くある．そのため，適切なタイミングで手指衛生が実施できるような環境を整備することが必要である．

- 同時に，人工呼吸器にかかわる医療スタッフ全員が手指衛生の重要性を理解し，実施状況を監視し，フィードバックを行うことが重要である．これにより，手指衛生の遵守率が向上し，VAPの発生を抑制することが期待される[13]．

その他の注意点を記載

[人工呼吸器回路を頻回に交換しない]

- 人工呼吸器回路の開放は, 回路内の汚染のリスクを増加させ, この汚染が結露液の逆流などによって肺に流入する要因となりうる.
- 回路の7日以内での定期的な交換は, VAPの発症リスクを高めることが確認されている[14].
- 回路の交換は患者ごとに行われ, 人工呼吸器管理が必要な患者の場合でも, 7日以内での定期的な交換は避け, 目に見える汚れや損傷が見られる場合に交換する.

その他の注意点を記載

....

....

....

....

....

[人工呼吸器回路の不要な開放禁止と結露液の肺内への流入防止]

- VAPを予防するためには, 回路の開放をできる限り避ける必要がある.
- 回路内に発生した結露液の逆流を防ぐ対策も不可欠である.
- 回路内に溜まった結露液を排出する必要がある場合でも, 回路を開放する際には手袋を着用し, 回路内の汚染を最小限にとどめるよう注意が必要である.
- 回路の固定方法を工夫し, 結露液の溜りを防ぐこ

とも重要である．人工鼻をガイドラインに基づき使用することや，人工呼吸器回路の内部に結露液が発生しにくい構造となっている製品を使用することで，結露液の発生を抑えることができる．

● カテーテルマウント部分は結露液が発生しやすい箇所であるため，注意が必要である．カテーテルマウント部分で結露液が発生すると，肺内への流入や閉塞の要因となるため，不必要な使用は避けるべきである．

● カテーテルマウントを使用する場合は，人工呼吸器回路内で結露液が発生しても，その結露液が肺内へ流入しないように，人工呼吸器を傾斜させて固定するべきである（**図2**）．

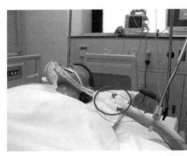

やむなくカテーテルマウントを使用する場合は，患者側へ結露液が流入しないよう，人工呼吸器側へ傾斜ができるよう回路を固定する．

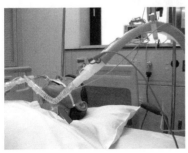

カテーテルマウント部分にたわみができると，そこに結露液が発生しやすくなるだけでなく，回路閉塞の要因となる．

図2 》 カテーテルマウントの管理

[カフ圧管理]

- 気管チューブのカフ上部に貯留した分泌物が肺内に流入することを防ぐためには，カフの内部圧力の管理が非常に重要である．

- カフ圧が十分に維持されない場合，VAPのリスクが高まる．逆に，カフ圧が過度に高い場合，気管粘膜に損傷を与える可能性がある．

- 20〜30cmH$_2$Oの適切なカフ内圧を維持するために，口腔ケア，気管吸引，患者の体位変更などのケアと併せて，カフ内圧を調整する必要がある．

- 近年，自動調節機能を備えたカフ管理装置も販売されているが，手動でカフ圧を調整する方法と比較して，VAPの発生率は変わらなかったとの報告[15]がある．そのため，頻回にカフ圧を調整する必要がある患者や，新型コロナウイルスのような十分な感染対策が必要な感染症に罹患した患者に使用することが有用である．

[口腔ケア]

- 気管チューブ挿入中の患者は，口腔内の自浄作用が低下し，口腔内常在菌の一部が増殖し，バイオフィルムを形成することがある．

- バイオフィルムは，生体がもつ免疫機能や，抗菌薬・消毒剤などの薬剤が侵入できない保護的な環境を提供し，その結果，細菌が内部で増殖する．この状況は，VAPの原因となる細菌の供給源となるため，口腔ケアを計画的に行うことで口腔内の細菌繁殖を抑制する必要がある．

- 口腔ケアにおいて，米国ではクロルヘキシジンを使用した口腔ケアがVAPの発生率を減少させたとの報告が存在する[16]．しかし，近年ではクロルヘキシジンの使用の有無によりVAPの発生に統計的に有意な差がみられなかったという報告[17]や，クロルヘキシジンの使用が死亡率を上昇させる可能性があるとの報告も存在している[17]．

- そのため口腔ケアは，バイオフィルムを取り除くことを目的とし，新たな口腔粘膜損傷を起こさないようアセスメントし，歯ブラシやスポンジブラシによって機械的に除去する必要がある．

その他の注意点を記載

[過鎮静を避け，適切な鎮静・鎮痛を図る]

● 継続して鎮静することは，VAPの発生頻度が増す要因となる[18]．多くの報告において，特に過剰な鎮静は避けるべきであると指摘されているが，逆に過小な鎮静では患者が痛みや不安から興奮や不穏な状態に陥り，安全な管理が難しくなる恐れがある．

● したがって，Richmond Agitation-Sedation Scale（RASS）などの鎮静評価スケールを活用し，適切な鎮静レベルを維持することが不可欠である．

● 鎮静プロトコルを導入して鎮静管理を行うことにより，VAPの発症率および人工呼吸器の使用期間を減少させる可能性がある[19]ため，積極的に実施すべきである．

その他の注意点を記載

[人工呼吸器から離脱可能か，毎日評価する]

● 人工呼吸器の使用期間をできるだけ短くすることは，VAPの発生率を低減させるために非常に重要である．そのため，人工呼吸器からの離脱を早期に実現するための取り組みが求められている．

● 特に，自発覚醒トライアル（SAT）や自発呼吸トライアル（SBT）などを中心にしたプロトコルを策定することにより，人工呼吸器の使用期間を短縮す

ることができる[20]. このような取り組みは, 医師
不足が深刻な日本などの地域で特に重要である.

● SATやSBTを患者の状況に合わせて効果的に開
始するためには, 医療スタッフによる工夫が必要
である.

● 具体的には, 看護師が医師の指示に従って特定
のプロトコルに従い, 患者の状態に応じてSATや
SBTを実施できるようなマニュアルを整備するこ
とが重要である.

● これにより, 患者の状態に合わせて適切なタイミ
ングでSATやSBTを行い, 人工呼吸器からの離
脱を進めることが可能となり, 抜管が可能なタイ
ミングを見逃すことなく, 効果的なシステムが構
築できる.

その他の注意点を記載

[人工呼吸中の患者を仰臥位で管理しない]
頭部挙上

● 頭部仰位は, 胃内容物の逆流や口腔内の分泌物
が気道に流入するのを防ぐ効果がある. そのため,
患者の頭部を30〜45°に挙上して保持することが
推奨されている[21].

● ただし, 頭部外傷, 脳血管疾患, または循環動
態が不安定な場合は, この体位をとることは避け

るべきである.

- 頭部仰位の体位は，機能的な残気量を増加させるなど，呼吸機能に対して有益であるが，同時に褥瘡の発生リスクを伴う．そのため，計画的な体位変換が望まれる.

その他の注意点を記載

....

....

....

腹臥位

- 新型コロナウイルス感染症の流行に伴い，体外式膜型人工肺（ECMO）や人工呼吸器管理が必要な重症の肺炎患者に対し，腹臥位が推奨されるようになった[22].

- ECMOや人工呼吸器を装着した患者の体位変換は，多くの医療スタッフを必要とする．そのため，看護師だけでなく，さまざまな職種の専門家の協力が不可欠である一方，体位変換の際に集まったチームが感染対策を確実に実施できるような工夫が求められる.

その他の注意点を記載

....

....

....

[早期離床プログラムの実施]

● 挿管中の患者に対して，できるだけ早い段階で離床の取り組みを行うことは，患者の予後を改善するために有効である[23]．

● 患者を移動させる際には，人工呼吸回路内や上気道に存在する細菌が肺に入り込む可能性があるため，早期離床プログラムを標準的な手順とし，十分な医療スタッフを確保して実施することが望まれる．これにより，VAPのリスクを最小限に抑えることができる．

その他の注意点を記載

[バンドルアプローチ]

● 感染予防策に関するアプローチとして，個別の対策を導入するのではなく，特定のガイドラインに基づいて複数の介入をまとめて実施する「バンドルアプローチ」が，VAPの予防に有効であるという報告が存在する[24]．

● バンドルアプローチでは，日本集中治療医学会や米国医療改善研究所(IHI)などの機関が推奨するガイドラインをもとに，施設内で実際に実施可能な介入を選定し，まとめて実施することができる．

● バンドルアプローチは，VAPの発生率を低減することを目指しており，そのためには計画をしっかりと立て，全チームが協力して実施する必要がある．

引用・参考文献

1) Rello J et al : Epidemiology and outcomes of ventilator-associated pneumonia in a large US database. Chest 122 (6) : 2115-2121, 2002
2) Langer M et al : Early onset pneumonia: a multicenter study in intensive care units. Intensive Care Med 13 (5) : 342-346, 1987
3) Suka M et al : Incidence and outcomes of ventilator-associated pneumonia in Japanese intensive care units: the Japanese nosocomial infection surveillance system. Infect Control Hosp Epidemiol 28 (3) : 307-313, 2007
4) Chastre J et al : Ventilator-associated pneumonia. Am J Respir Crit Care Med 165 (7) : 867-903, 2002
5) American Thoracic Society; Infectious Diseases Society of America : Guidelines for the management of adults with hospital-acquired, ventilator-associated, and healthcare-associated pneumonia. Am J Respir Crit Care Med 171 (4) : 388-416, 2005
6) Klompas M : Potential Strategies to Prevent Ventilator-associated Events. Am J Respir Crit Care Med 192 (12) : 1420-1430, 2015
7) Klompas M et al : Strategies to prevent ventilator-associated pneumonia, ventilator-associated events, and nonventilator hospital-acquired pneumonia in acute-care hospitals: 2022 Update. Infect Control Hosp Epidemiol 43 (6) : 687-713, 2022
8) Pozuelo-Carrascosa DP et al : Subglottic secretion drainage for preventing ventilator-associated pneumonia: an overview of systematic reviews and an updated meta-analysis. Eur Respir Rev 29 (155) : 190107, 2020
9) Klompas M et al : Strategies to prevent ventilator-associated pneumonia, ventilator-associated events, and nonventilator hospital-acquired pneumonia in acute-care hospitals: 2022 Update. Infect Control Hosp Epidemiol 43 (6) : 687-713, 2022
10) Kollef MH et al : A randomized clinical trial of continuous aspiration of subglottic secretions in cardiac surgery patients. Chest 116 (5) : 1339-1346, 1999
11) Berra L et al : Evaluation of continuous aspiration of subglottic secretion in an in vivo study. Crit Care Med 32 (10) : 2071-2078, 2004

12) Williams D et al：Contamination of laryngoscope handles. J Hosp Infect 74 (2)：123-128, 2010

13) Koff MD et al：Reduction in ventilator associated pneumonia in a mixed intensive care unit after initiation of a novel hand hygiene program. J Crit Care 26 (5)：489-495, 2011

14) Han J et al：Effect of ventilator circuit changes on ventilator-associated pneumonia: a systematic review and meta-analysis. Respir Care 55 (4)：467-474, 2010

15) Dat VQ et al：Effectiveness of Continuous Endotracheal Cuff Pressure Control for the Prevention of Ventilator-Associated Respiratory Infections: An Open-Label Randomized, Controlled Trial. Clin Infect Dis 74 (10)：1795-1803, 2022

16) Andrews T et al：A review of oral preventative strategies to reduce ventilator‐associated pneumonia. Nurs Crit Care 18 (3)：116-122, 2013

17) Dale CM et al：Effect of oral chlorhexidine de-adoption and implementation of an oral care bundle on mortality for mechanically ventilated patients in the intensive care unit (CHORAL): a multi-center stepped wedge cluster-randomized controlled trial. Intensive Care Med 47 (11)：1295-1302, 2021

18) Rello J et al：Risk factors for developing pneumonia within 48 hours of intubation. Am J Respir Crit Care Med 159 (6)：1742-1746, 1999

19) Quenot JP et al：Effect of a nurse-implemented sedation protocol on the incidence of ventilator-associated pneumonia. Crit Care Med 35 (9)：2031-2036, 2007

20) Lellouche F et al：A multicenter randomized trial of computer-driven protocolized weaning from mechanical ventilation. Am J Respir Crit Care Med 174 (8)：894-900, 2006

21) Wang L et al：Semi-recumbent position versus supine position for the prevention of ventilator-associated pneumonia in adults requiring mechanical ventilation. Cochrane Database Syst Rev 2016 (1)：CD009946, 2016

22) Park J et al：Effect of prone positioning on oxygenation and static respiratory system compliance in COVID-19 ARDS vs. non-COVID ARDS. Respir Res 22 (1)：220, 2021

23) Waldauf P et al：Effects of Rehabilitation Interventions on Clinical Outcomes in Critically Ill Patients: Systematic Review and Meta-Analysis of Randomized Controlled Trials. Crit Care Med 48 (7)：1055-1065, 2020

24) Blamoun J et al：Efficacy of an expanded ventilator bundle for the reduction of ventilator-associated pneumonia in the medical intensive care unit. Am J Infect Control 37 (2)：172-175, 2009

人工呼吸器関連肺炎感染対策

Memo

手術部位感染対策

目的	*術前・術中・術後に必要な感染対策について理解する

目的と適応

- 手術部位感染（SSI）とは，手術操作を行った部位に発生する感染すべてを指す．「創感染」や「術後感染」と似た表現であるが，手術操作に関連している点が異なる．

- 個々の医師が臨床的に診断することとは違い，SSIの定義に当てはまるかを，客観的な基準に基づいて判定する点も押さえておきたい．これにより，自施設の年度間以外にも他の施設や公開データと比較することが可能となる．

- SSIは，発生した部位を解剖学的な深さで3つに分類する．体表面から順番に，皮下組織までの表層切開創，筋層までの深部切開創，そして最も深い臓器/体腔に区別される（**図1**）．これらの分類は，SSI対策を分析する際にも区別したうえで改善策を検討することが大切である．

- 術前，術中（手術室），術後に分けて対策を以下に示す．

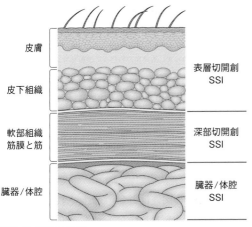

図1 》SSI の分類

術前

● SSI対策として術前に取り組むべきものは多岐にわたる．術前の対策は，患者自身が主体的に取り組むことができるものがあるという点が特徴で，手術決定後速やかに情報提供と指導を開始したい．

● 一方で，主たる対応は外来部門となり，短時間に多職種が関与することが多い．このため，必要な感染対策が単なる情報提供にとどまってしまう可能性があり，資料や説明方法によって対策の遵守に大きく影響する可能性がある．

● 術前外来，入院サポートセンターの設置など，病院ごとに運用方法が異なるため，必要な情報を効率よく収集・共有し，術前対策を確実に実施したい．

● 主な術前対策を**表1**に示す．

表1 》》術前に取り組むSSI対策

- 手術が決定したら可能な限り早期に禁煙する（節煙ではない）
- 手術手技に影響しない限り除毛は避ける
- （糖尿病の有無にかかわらず）周術期にわたって血糖をコントロールする
- 低栄養を改善する
- 肥満を適正体重に近づける
- 鼻腔の黄色ブドウ球菌を除菌する
- 器具を適切に滅菌する

禁煙

- 喫煙とSSIの関連は古くから指摘されており，SSI発生率の差も報告されている[1,2]．その要因は，血管収縮を引き起こし，コラーゲン代謝の変化，炎症反応の低下，相対的な虚血へと進行する可能性が指摘されている[3]．

- 禁煙は，入院前に患者自身が理解したうえで取り組まなければならない，数少ないSSI対策である．手術決定後，可能な限り早期に禁煙を始めるよう指導が必要と考えられる．

- 節煙では感染率に影響がなかったとされているため，禁煙することを強調して指導することが重要である．

自施設での対策を記載

除毛の回避

● 除毛は，SSIリスクと関連があるとする報告がある[4].

● 除毛方法によっては，切開創とその周囲に微細な創傷を作るリスクが高く，傷ついた皮膚は感染リスクを高めることにつながる．手術操作の邪魔にならない限り，除毛は回避するべきである.

自施設での対策を記載

糖尿病と血糖コントロール

● 糖尿病は周術期の血糖レベルを高くし，治療が困難な高血糖を引き起こす可能性がある．そのため，術前から内分泌・糖尿病内科などの専門科に支援を要請する意義がある.

● 糖尿病と診断されていなくても，周術期の高血糖は，殺菌活性，白血球付着走化性，および貪食作用の細胞機能に影響を与え，蛋白質のグリコシル化を促進し，創傷治癒を損なうとされる[3]．したがって，周術期には糖尿病の有無にかかわらず血糖をコントロールする必要がある.

● 血糖値の範囲は，国内のガイドラインでは180〜200mg/dL[5]とされる.

・110〜150mg/dLと，より厳格な管理を推奨する米国の報告もみられる[3].

自施設での対策を記載

....
....
....

鼻腔のブドウ球菌除菌

....

- 心臓血管手術や整形外科領域のようなハイリスク手技では，術前に保菌の有無をスクリーニングし，除菌することが，SSI防止に関連していると報告されている．しかし一方で，メチシリン耐性黄色ブドウ球菌（MRSA）のSSIは減少しなかったという報告もある．

- 術前に保菌を確認するための培養検査，陽性判定後の除菌プロトコールの具体策（抗ブドウ球菌活性のある抗菌薬軟膏やクロルヘキシジングルコン酸塩ワイプの組み合わせと実施期間）に統一的な推奨は見当たらない．整形外科の国際コンセンサスにおいても中程度のエビデンスと位置づけられ，具体的な推奨は見当たらないため，実施の際は各施設で合意形成を図り，円滑に対応できるように統一しておく必要がある．

自施設での対策を記載

....
....

栄養賦活

● 低栄養は，コラーゲン合成，手術創の肉芽形成を減少させ，組織治癒の不良につながることから，SSI防止と関連している．

● 低アルブミン血症は，マクロファージのアポトーシスを促し，マクロファージの活性化を低下させることにより免疫力を低下させる．また，間質液の手術創への浸潤を促進し，全身組織の浮腫を促進する．

● 待機手術の場合は，術前に栄養指導を受け低栄養を改善しておくことはSSI対策の一部であることを，医療従事者と患者双方が認識しておく必要がある．

自施設での対策を記載

適正な体重管理

● 脂肪組織は血流が少ないため，酸素や抗菌薬の供給が阻害される．肥満患者のSSIは高い傾向を示し，BMIが高くなるにつれてSSI発生率も上昇したとする報告もある[6]．

● したがって，術前に体重を適正に保つことはSSI対策であることを，患者に伝えておくことが重要と考えられる．

器具の滅菌

- 安全な手術は，確実な滅菌保証が前提となっていることを忘れてはならない．汎用するその他多くの医療製品と同様に，院内で行われる多くの滅菌も同等の水準で処理することが必要である．

- ガイドラインにおいて術中の器械交換は推奨されていないが，手術時に使用した器材は高率に菌の汚染が認められるとする報告もあり[7]，術式やリスク評価に基づき，各施設の方針に基づいた基準とタイミングで手術器械を交換することがある．

- 術中のSSI対策は，これまで術前で準備してきた対策を引き継ぎつつ，外科医，麻酔科医，看護師などが集中的にかかわる必要がある．

- それぞれ多数の対策を確実に実施するためには，対策の根拠をスタッフが理解することに加えて，仕組み化することが肝要である．短期間の間に多岐にわたる対策を確実に実施するために，クリニカルパスやマニュアル化，チェックリストなど組織的な工夫が求められる．

予防抗菌薬

- 予防抗菌薬には，手術操作によって臓器が曝露される一般的な病原体をカバーする抗菌薬を選択する．実際には，術式，抗菌薬アレルギーによって選択が異なる（**表2**）[8]．

- 体重80kg以上では1回投与量を増量し，腎機能悪化時は追加投与の延長を調整することや大量出血量時の追加投与など，状況に応じた対応も求められる．

- 執刀前の投与タイミングは特に重要であり，執刀60分以内に投与することは，切開時に組織や血清中の抗菌薬濃度を高めることでSSI防止効果が高いとされており，施設ごとにタイミングを決めておくとよいと考えられる．

- 適切な投与タイミングには，手術室看護師と麻酔科医の協力が不可欠である．事前の協議や再投与の投与忘れ防止などについて実施可能な方法を検討しておくとよい．

表2 》 主な術式と予防抗菌薬

診療科	臓器	対象とする病原体	予防抗菌薬
心臓血管外科	心臓, 血管	黄色ブドウ球菌, 連鎖球菌	CEZ, SBT/ABPC など
整形外科	骨, 関節, 筋		
脳神経外科	脳, 神経		
消化器外科 (消化管), 泌尿器科 (消化管利用)	食道, 胃, 空腸	大腸菌, 肺炎桿菌	CEZ, SBT/ABPC など
	回腸, 結腸, 直腸, 肛門	*Bacteroides fragilis* グループ, 腸内細菌科細菌	CMZ, FMOX, CEZ + MNZ など
耳鼻咽喉科 (口腔を開放), 口腔外科	口腔, 咽頭, 喉頭	口腔内嫌気性菌, 連鎖球菌	SBT/ABPC, CMZ, FMOX など
婦人科	腟, 子宮	*Bacteroides fragilis* グループ, 腸内細菌科細菌	CMZ, FMOX, CEZ + MNZ など
眼科	涙道	黄色ブドウ球菌, 連鎖球菌	CEZ など

文献 8) をもとに作成

自施設の投与タイミングを記載

....

....

....

....

体温管理

● 低体温は, SSIのみならず周術期のさまざまな合併症と関連がある. 手術創への影響は, 低体温によって血管が収縮し組織灌流が損なわれ, 主要な免疫細胞の運動性を低下させ, 創傷治癒過程

- に悪影響を及ぼすことで，SSIリスクを高めると考えられている．
- 術中の深部体温が低下しないようにするためには，温風式加温装置の使用，皮膚加温，輸液の加温を，施設の状況に合わせて組み合わせる．
- 温風式加温装置を使用することは，使用しない場合よりもSSIリスクが低いことと関連していたとする報告があり，導入する意義があると考えられる[9]．
- 温風式加温装置は，麻酔導入前から実施すること（プレウォーミングと呼ばれる）でより効果が高いとされており，患者入室早期の加温が望ましい（**図2**）．

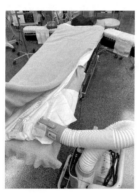

図2 》 温風式加温装置による術前加温

自施設での対策を記載

術野消毒

- SSI防止を目的とした消毒剤の選択として，複数のガイドラインでアルコールを含有した皮膚消毒剤を使用するように推奨している[10]．特にクロルヘキシジングルコン酸塩含有のアルコールは，他の消毒剤と比較して効果が高いとされるランダム化比較試験(RCT)が報告されている[11]．
- アルコールは可燃性があるため，消毒実施後に乾燥時間を確保するなど，安全面を考慮した工夫が不可欠である．
- クロルヘキシジングルコン酸塩のうち，粘膜など適用できない部位について周知が必要である．

自施設での対策を記載

空調管理（手術ルームのドア開閉）

- 手術室環境の微生物量を増加させることは，SSIのリスクを増加させる[3]．
- これらの微生物の多くは，手術室内の人数とその動作によって発生しているという認識が必要である．したがって，最小限の人数で，室内の職員が塵埃を巻き上げないことに配慮する必要がある．

- 特に，人工物を埋入する術式では，清浄度を維持するためにルールを設定し，術中の入室に関するルールも検討するとよい（**図3**）.

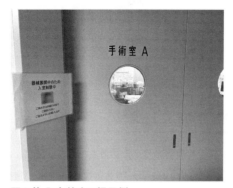

図3 》入室禁止の掲示例

陰圧閉鎖療法

- 閉鎖した創を陰圧に管理する創傷被覆システムで，局所陰圧閉鎖療法（NPWT）やVacuum Assisted Closure（VAC®）療法とも呼ばれる.
- 手術創内の体液貯留を抑制することでSSIのリスクを低減し，創傷の一次治癒を促進することが期待できる.
- これまでは治療に対する適応のみであったが，SSI予防における複数のRCTで効果が報告され，診療報酬上使用が可能となっている（すべての製品が使用できるわけではないため注意が必要である）.
- 適用すべきハイリスク対象者として，学会の提言も行われており，適宜参考にしたい[12].

自施設での対策を記載

創処置，ケア

....

- 創部を病原体の侵入から守るための被覆材を用いる．一般的には透明フィルムドレッシング材が用いられるが，製品の選択と同等かそれ以上に貼付時の標準予防策に準じた手指衛生と個人防護具の着用，清潔操作が重要である．
- 創部とその周囲から排液を認める可能性がある場合は，創部の清潔維持に特に注意する必要がある．
- 創処置は，単にSSI対策と捉えるのではなく，周術期の患者を医療関連感染から守るための対策であると認識することも重要と考えられる．特に耐性菌の獲得は侵襲を受けた患者にとって疾病負荷も大きく，感染症発生時は治療を困難にすることを理解しておく．

自施設での対策を記載

サーベイランス

● 周術期全体の感染対策が適切に遵守されている
かを評価し，課題を見つけて改善する組織的な取
り組みがサーベイランスである．周術期全体をサー
ベイランスで評価することで，部署ではなくSSIと
いう結果を可視化し，共通の目標に対しての課題
の抽出や改善策の検討を可能にする．実際にSSI
の低減にサーベイランスは有用という報告があり，
ガイドラインにおいても推奨されている．

推奨がないものの取り入れられている一般的な対策（番外編）

その1：手術時の二重手袋

● 術中操作に伴い，破損のリスクも高く，職員の針
刺し・切創対策としても，二重手袋を導入する施
設が多いと思われる．ただし，SSI対策に焦点を
当てると，ガイドラインでは推奨が見当たらない．

その2：創閉鎖前の洗浄

● 手術全体では，SSI防止につなげるために生理食
塩水にて洗浄することが一般的である．脊椎手術
では，ポビドンヨードを低濃度（0.35％）に希釈し，
洗浄することでSSIの防止効果が高いとする報告
がある[13]ものの，生理食塩水による洗浄はエビデ
ンスが不十分として推奨されていないが，広く実施
されているものと思われる．

手術部位感染対策

自施設での対策を記載

....

....

....

....

SSI防止の留意点

- SSI対策を術前・術中・術後に分けて紹介した. それぞれの理論的背景を十分理解することは重要であるが, それぞれの対策を切り離して捉えてはならない. たとえば, 表層切開創SSIの防止には, 術前の除毛, 禁煙, 低栄養の改善, 適切な皮膚消毒, 血糖コントロール, 正常体温の維持, 予防的抗菌薬の適正な投与, 器具の滅菌, 創傷ケアといった複数の対策が関連している.

- 手術時間の短縮には外科医だけではなく, 術式や進行を読んだ事前の資器材を準備・提供し, 適時対応することも重要であることを認識したい.

- 外来から病棟, 手術室と, 多職種がそれぞれの立場・役割でSSI対策を担っているからこそ, データ (結果) を共有しながら改善を繰り返し, 主体性を発揮してSSI低減を目指してほしい.

引用・参考文献

1) Møller AM et al : Effect of preoperative smoking intervention on postoperative complications: a randomised clinical trial. Lancet 359 (9301) : 114-117, 2002

2) Wukich DK et al : Surgical site infections after foot and ankle surgery: a comparison of patients with and without diabetes. Diabetes Care 34 (10) : 2211-2213, 2011

3) Seidelman JL et al：Surgical Site Infection Prevention: A Review. JAMA 329 (3)：244-252, 2023

4) Seropian R et al：Wound infections after preoperative depilatory versus razor preparation. Am J Surg 121 (3)：251-254, 1971

5) 日本手術医学会：手術医療の実践ガイドライン（改訂第三版）．日本手術医学会誌 40 (suppl)：S1-195, 2019

6) Meijs AP et al：The effect of body mass index on the risk of surgical site infection. Infect Control Hosp Epidemiol 40 (9)：991-996, 2019

7) Saito Y et al：Microbial contamination of surgical instruments used for laparotomy. Am J Infect Control 42 (1)：43-47, 2014

8) 日本化学療法学会・日本外科感染症学会：術後感染予防抗菌薬適正使用のための実践ガイドライン．日本外科感染症学会雑誌 13 (2)：79-158, 2016

9) Madrid E et al：Active body surface warming systems for preventing complications caused by inadvertent perioperative hypothermia in adults. Cochrane Database Syst Rev 4 (4)：CD009016, 2016

10) WHO Guidelines Approved by the Guidelines Review Committee：Global Guidelines for the Prevention of Surgical Site Infection, 2016

11) Darouiche RO et al：Chlorhexidine–Alcohol versus Povidone-Iodine for Surgical-Site Antisepsis. N Engl J Med 362 (1)：18-26, 2010

12) 日本外科感染症学会：切開創SSIに対するNPWT機器の適正使用にかかる提言．令和元年8月23日
http://www.gekakansen.jp/pdf/NPWT_jssi.pdfより2023年8月31日検索

13) Chang FY et al：Can povidone-iodine solution be used safely in a spinal surgery? Eur Spine J 15 (6)：1005-1014, 2006

手術部位感染対策

Memo

....

....

....

....

....

....

....

Memo

第 7 章

医療関連感染
サーベイランス

7

医療関連感染サーベイランス

目的 *医療関連感染サーベイランスの定義，目的や期待される効果について理解する

医療関連感染サーベイランスとは

● サーベイランスとは，「特定の疾患や出来事についての発生分布や原因に関するデータを継続的，組織的に収集，統合，分析し，結果を改善することができる人々に，必要な情報をタイミングよく提供すること」と定義される活動である[1-3]．

● Wenzelは，医療関連感染サーベイランスを「サーベイランスは単なる感染率を計算するためのデータ収集ではなく，感染管理の統合的なプログラムの一環であり，visibilityの維持とコンサルテーション，データのフィードバック，ホーソン効果，そして第一線で働いている医療者とのネットワーキングである」と定義している[4]．より平易に表現するならば，「感染対策活動の結果である医療関連感染の発生状況を測定，評価し，そこで得た情報を後の感染対策改善活動に生かすこと」と説明できる．

●「手指衛生の改善に取り組んだ」「感染対策マニュアルを作成して教育を実施した」など，自分たちの努力の過程をアピールするだけではなく，「結果として医療関連感染は本当に減ったのか？」「自分たちの努力は成果につながっているのか？」という結果に目を向け，その情報を共有することで，日々

行う感染対策の改善につなげていく取り組みとして理解していただきたい.

その病院の通常の感染症発生頻度を把握し, アウトブレイクの発生を察知することができる

- 感染の増加やアウトブレイクの発生を早期に発見し, 対処することは重要である. しかし, 現実には, アウトブレイクという"異常"の発生は, その病院の通常の発生頻度 (ベースライン感染率), すなわち"正常値"からの逸脱という形でしか判断できない場合が多い.
- 何となく異常であることを直感的に理解できたとしても, それが具体的にどの程度の異常であり, どのような種類の問題なのかということを判断できなければ, 適切に対応することはできない.
- あらゆる医学検査に正常値や正常範囲が存在するように, 病院感染の評価を正確に行うためには, 施設単位でのベースライン感染率の把握が必要なのである.

感染対策に取り組む職員の意識改善を果たす

- サーベイランスを行い, その結果を職員に適切に報告することで, 対策に関する意識と遵守率を向上し, 感染予防につなげていくことができる.
- サーベイランスという評価活動の存在を職員に知

らせることで，努力を怠たる職員はリスクを感じ，
熱心に取り組む職員は成果を期待できるという，
健全な環境を整えることができる．

● このような環境を恒常的に維持することで，機会
教育だけでは容易に実現できない，職員の意識向
上を果たすことができる．

継続的なモニタリングにより，感染対策活動の評価と再強化を行う

● 費用や労力を要する新しい感染予防対策を導入した後には，その効果を検証しなければならない．

● また，不必要と思われる業務を合理化した後には，質の低下が生じていないことを証明しなければならない．

● 現在実施している対策の妥当性が確認できれば，確信をもってその対策を強化していくことができる．逆に，これらの評価活動が適切に実施されなければ，その対策を現場に定着させていくことは難しくなる．

● 現場で対策を実行する職員がその効果を実感できない状況では，感染対策への関心や意欲を長期間維持することは難しい．結果として，集団としての遵守率維持は難しくなり，集団を構成する職員個人の知識や考え方，嗜好などに依存することになる．

● 特に，コストや労力を要する対策を現場に定着させる際には，現場職員に効果を実感できる機会や情報を提供することが重要になる．

引用・参考文献

1) Lee TB et al : Surveillance, Chapter 5. In: APIC Infection Control and Applied Epidemiology: Principles and Practice, p1-18, Mosby, 1996
2) Gaynes RP : Surveillance of nosocomial infections. In: Bennet JV et al eds, Hospital infection. 4th ed, p65-84, Lippincott-Raven, 1998
3) Gaynes RP et al : Surveillance of nosocomial infections. In: Mayhall CG ed, Hospital Epidemiology and Infection Control. 2nd ed, p1285-1317, Williams and Wilkins, 1999
4) Wenzel RP : "The Hospital Epidemiologist: Practical Ideas". In: Loreen AH et al eds, Society for Healthcare Epidemiology of America, A Practical Handbook for Hospital Epidemiologists, p59-78, SLACK Incorporated, 1998

Memo

医療関連感染サーベイランス

手指衛生サーベイランス

目的 *手指衛生サーベイランスの目的や方法について理解する

手指衛生サーベイランスの目的

- 手指衛生遵守率の向上は，医療従事者が最も重視して取り組むべき感染対策活動のひとつであり，同時に最も難解な課題でもある．

- 遵守率向上を果たすためには，設備面を含めた環境の整備，正しい手指衛生方法の普及と啓発，手荒れ対策，経済性の評価など，多角的な問題に対処していかなければならない．

- サーベイランスによって得られる情報をもとに，現状の問題を整理し，優先順位を考え，計画的かつ戦略的な取り組みを続けていく必要がある．

- 手指衛生遵守率向上への継続的な取り組みのなかで，サーベイランスが果たす主な役割を以下に詳述する．

手指衛生に対する意識の向上と維持

- 手指衛生遵守率の向上を果たすうえでの最大の問題は，職員の手指衛生に対する意識をいかに高め，維持していくかということである．

- 手指衛生を怠る職員の多くは，手指衛生の重要性をまったく理解していないわけではない．手指衛

生の重要性を知識としてある程度理解しながらも，ある時は多忙な業務のなかで忘れてしまい，またある時は職員個人の価値判断のなかで優先順位が低い作業と位置づけられてしまうのである．

● このような問題を，断続的な集合教育や啓発活動だけで解決に導くことは難しい．

● 職員の意識を手指衛生に向け，維持していくために，最も効果的な対策となるのが評価活動としてのサーベイランスである．

● 部署や病棟単位の手指衛生遵守率を定期的に関連職員にフィードバックしていくことで，職員自身が自分たちの手指衛生の実施状況を知る機会を提供することができる．手指衛生に懸命に取り組む職員はその成果を期待することができ，努力を怠った職員はリスクを感じる機会となるのである．

● 何の評価もない状況で，手指衛生に関する高い意識を持ち続けることは，いかに高度な教育を受けた医療者であっても難しい．

● 職員の意識を高く保ち，継続的な努力を促すためには，客観的な評価活動に支えられた健全な環境の構築が不可欠なのである．

Memo

遵守率向上戦略のための情報源

● サーベイランスによって得られる情報は，施設の感染管理担当者が，手指衛生遵守率向上を目的とする戦略を立てるために用いることができる貴重な情報となる．

● 前述の通り，手指衛生を妨げる問題は多岐にわたり，なかでも設備面の問題や手指衛生用具の整備に際しては，多額の費用を要することも少なくない．また，教育研修活動にも，多くの労力が費やされる．

● ガイドラインなどに示される原則すべてを実施することは現実的に困難という施設は少なくない．一般的に推奨される多くの対策のなかから，より効果的で効率的な対策を選択して実施していかなければならないのが実情であろう．

● 現在実施されている対策が有効なものであるか，あるいは投資に見合う成果を上げるものであるのか，経済性を含めたこれらの評価情報はとりわけ重要な情報となる．

● 新しい用具の導入で遵守率は向上したのか，時間をかけて実施した教育プログラムは有効であったのか，これらの評価はサーベイランスによる結果情報によって果たされる．

● 限られたコストと労力を効率的に運用し，手指衛生遵守率向上という結果を継続的に得るためには，サーベイランスという評価活動が重要な役割を果たすのである．

手指衛生サーベイランスの種類

● 手指衛生サーベイランスの主な方法は，直接観察法，量的観察法，薬剤供給量調査の3種類がある.

● 一般的な医療機関においては，直接観察法と量的観察法の併用が勧められる.

直接観察法：手指衛生実施率の測定

● 直接観察法とは，サーベイランス担当者が，臨床スタッフの手指衛生実施状況を現場で直接観察して評価する方法である.

● 正確な測定が可能であり，手指衛生の実施回数と同時にタイミングや手技の的確さも確認することができる.

● 多大な労力を要するという欠点があるため，病院全体で継続的に実施することは難しく，時期や部署を細かく限定して実施される場合が多い.

● 直接観察法では，手指衛生を実施する必要がある機会数のうち，実際に手指衛生が実施された機会数の割合である"手指衛生実施率"を測定する.

● 手指衛生を実施する必要がある機会数は，世界保健機関（WHO）が手指衛生ガイドラインに定義している「医療における手指衛生が必要な5つの瞬間：My 5 moments for hand hygiene」（p.40）について，各瞬間の手指衛生実施率を以下の計算式で求めることが一般的である[1,2].

手指衛生実施率
＝手指衛生を実施した機会数÷
　手指衛生を実施する必要がある機会数×100（％）

量的観察法：手指消毒剤使用量の測定

- 量的観察法とは，施設または部署単位の手指消毒剤使用量を定期的に測定し，測定量を同じ期間の延べ患者数で割ることで，患者入院日数あたりの手指衛生回数を算出する方法である．下記の計算式で求めることができる．

- WHOや米国疾病管理予防センター（CDC）では，1,000患者入院日数あたりの手指消毒剤使用量を継続的に測定し，評価することを推奨している[1-3]．

- 量的観察法は，直接観察法に比べると精度は劣るものの，施設や部署単位の手指衛生実施状況をある程度合理的に評価することができる．また，直接観察法に比べるとはるかに少ない労力で実施できるため，初めてサーベイランスに取り組む施設にも取り組みやすい方法といえる．

- 手指衛生のタイミングや手順の正確さは評価できない点に注意が必要である．

- WHOガイドラインでは，直接観察法と組み合わせて実施することが推奨されている[1,2]．

1,000患者入院日数あたりの手指消毒剤使用量
＝一定期間に使用した手指消毒剤(mL)÷
　分子と同期間の患者入院日数×1,000

Memo

薬剤供給量調査：手指消毒剤使用量の測定

● 薬剤供給量調査とは，施設または部署単位の手指消毒剤購入量，薬局からの払い出し量などを定期的に測定する方法である.

● 量的観察法よりもさらに少ない労力で実施できる反面，入院患者数の増減による手指衛生機会の変動が反映されない点や，手指消毒剤の使用と廃棄の区別がつかないことなど，精度の面に問題を抱えているため，数か月単位の短期評価には向かない方法といえる.

● 数年単位の長期評価を行う場合や，労力の面で前述の方法を実施できない施設，患者の入退院が極めて少ない長期療養施設などでサーベイランスを行う場合に勧められる方法である.

引用・参考文献

1) WHO：WHO Guidelines on Hand Hygiene in Health Care —First Global Patient Safety Challenge Clean Care is Safer Care https://apps.who.int/iris/bitstream/handle/10665/44102/9789241597906_eng.pdfより2023年8月31日検索

2) WHO：Guide to Implementation —A Guide to the Implementation of the WHO Multimodal Hand Hygiene Improvement Strategy http://apps.who.int/iris/bitstream/10665/70030/1/WHO_IER_PSP_2009.02_eng.pdfより2023年8月31日検索

3) Boyce JM et al：Guideline for Hand Hygiene in Health-Care Settings. Recommendations of the Healthcare Infection Control Practices Advisory Committee and the HIPAC/SHEA/APIC/IDSA Hand Hygiene Task Force. Am J Infect Control 30 (8)：S1-46, 2002

手指衛生サーベイランス

Memo

医療器具関連感染サーベイランス

医療器具関連感染サーベイランスとは

● 医療器具関連感染サーベイランスとは，特定の医療器具に由来または関連する感染症を対象としたサーベイランスの総称であり，手術部位感染サーベイランス，薬剤耐性菌サーベイランスなどと並ぶ代表的なターゲットサーベイランスの一種である．

● 医療器具に関連して発生する感染症の発生状況を測定，分析し，その結果を現場職員にフィードバックすることで，臨床現場の感染対策の改善を促す活動であり，重要なクリニカルインジケーターとしての役割を果たす．

医療器具関連感染サーベイランスの方法

● 一般的な医療器具関連感染サーベイランスの方法として，National Healthcare Safety Network (NHSN) 方式[1]の概略を以下に紹介する．

● NHSN方式のサーベイランスはわが国においても多くの医療機関に採用されており，日本環境感染学会のサーベイランス事業 (JHAIS) でもこの手法を推奨している[2]．

サーベイランス対象の選択

● サーベイランス対象には，ターゲットとなる感染症の発生頻度が高い，もしくは発生した場合に生じる被害が大きい部署を選択して実施されることが望ましい．

・このような部署や医療器具の使用環境には感染対策上の問題が潜んでいる可能性が高く，サーベイランスとそれに伴う介入策によって，感染を減らすことが期待されるためである．

● 一般的には，医療器具使用患者の多い集中治療部門が選択される場合が多いが，それ以外の部署であっても，医療器具を頻繁に使用し，医療器具関連感染の発生が問題視される部署であれば，有用なサーベイランスとなる．

感染判定基準

● 病院感染の発生状況を疫学的に分析する手法として開発されたサーベイランスでは，感染症例の判定には，感度，特異度，陽性的中率など，診断妥当性が検証された一定の基準を用いることが重要である．

・妥当性が検証されていない診断定義を用いた場合や，患者ごとに主治医が異なる判定基準で診断してしまった場合などには，感染率を公平に比較し，対策を評価することが難しくなる．

● 妥当性が検証された診断定義としては，米国疾病管理予防センター (CDC) の下部組織であるNHSNの診断基準[1]が有名であり，最も標準的な

診断定義として，米国・欧州・東アジア各国を含む，全世界の医療機関で用いられている．

感染率と医療器具使用比の算出に必要なデータの収集

● 医療器具関連感染サーベイランスでは，感染率と医療器具使用比という2つの疫学指標を算出し，その値と推移を観察することで，ベースライン感染率の把握，アウトブレイクの早期発見，実施された感染対策の評価などを行っていく．

● 感染率は感染症の発生頻度，医療器具使用比は医療器具の使用頻度をそれぞれ表す指標である．

● 感染率は，感染症発生件数と延べ医療器具使用日（医療器具使用日数の合計）を，それぞれ分子と分母に用いて算出する．

● 医療器具使用比は，延べ入院患者数（患者在室日数の合計）を分母に，延べ医療器具使用日を分子に用いて算出する．

● 医療器具関連感染サーベイランスを行うためには，延べ入院患者数，延べ医療器具使用日，感染症発生件数という，少なくとも3種類の情報を収集する必要がある．

Memo

....

....

....

....

感染率と医療器具使用比の算出

●感染率と医療器具使用比は，下記の計算式で算出する．

$$感染率 = \frac{感染症発生件数}{延べ医療器具使用日} \times 1,000$$

$$医療器具使用比 = \frac{延べ医療器具使用日}{延べ入院患者数}$$

●1か月，3か月，6か月，1年など，必要な期間ごとの値を計算することができるが，いずれの場合も分母と分子に同期間のデータを用いる必要がある．

感染率の評価

[ベースライン感染率の確認]

●サーベイランスの最大の目的は，医療関連感染の日常的な発生率（ベースライン感染率）を明らかにし，その低減に役立つデータを臨床スタッフに提供していくことである．

●しかしながら，この"ベースライン感染率"を明らかにするために必要な期間は，サーベイランスの対象となる感染症や患者群によって大きく異なる．

●医療器具使用患者が多く，感染症の発生頻度も高い部署を対象とするサーベイランスでは，数か月程度の比較的短い期間でベースライン感染率を確認することができるが，医療器具使用患者が少ない場合や，感染症がごくまれにしか発生しない場合は，ベースライン感染率を得るまでに長い期

間を要する.

● 月ごとの感染率に大きな変動がある場合も, ベースライン感染率を慎重に時間をかけて判断する必要がある.

● いずれの場合も, 感染率の推移を注意深く見守り,「時期や特定のイベントの極端な影響を受けていない, 日常的な感染の発生状況を反映した感染率」を読み取っていくことが重要になる.

[アウトブレイクの発見]

● 医療器具関連感染サーベイランスの場合, 感染率増加によるアウトブレイクの判断には「ベースライン感染率に標準偏差の2～3倍の値を加えた数値を超えた時」という基準が一般的に用いられる.

● この基準を絶対視する必要はまったくないが, ベースラインから大きく外れた感染率を示した場合, 何らかの感染対策上の問題が発生している可能性が高いと判断することができる. 臨床介入のタイミングを計る指標のひとつとなる.

[外部データとの比較:ベンチマーキング]

● ベンチマークとは, 指標となるデータのことである.

● 自施設のデータをベンチマークと比較することを, ベンチマーキングという. ベンチマーキングにより, 自施設の感染率の相対的な評価が可能となる.

● わが国の代表的なベンチマークとして, 日本環境感染学会のJHAISサマリーレポートがある[3]. ベンチマーキングを行うためには, 比較するベンチマークと同じ疾患定義, 感染率算出方法を用いる必要があるが, 前述の診断定義, 感染率算出方

法を用いていれば，JHAISサマリーレポートとの比較が可能である．

http://www.kankyokansen.org/uploads/uploads/files/jsipc/jhais_device-summary 2022.12.pdf を参照．

フィードバック

● サーベイランスによって得られた情報や分析結果は，適切な方法，タイミングで，臨床スタッフにフィードバックされなければならない．
　・どれほど詳細なデータを集め，高度な分析を行ったとしても，実際に予防対策を行う臨床スタッフにそれが示されなければ，感染症の低減にはつながらないからである．
● フィードバックは，サーベイランスにおける最も重要な作業といえる．
● フィードバックに際しては，データが正確であることは当然だが，スタッフが理解しやすく，有益な情報として受け入れやすい内容の報告を行うことが肝要である．
● 自施設の発生率は高いのか低いのか，過去に比べて減少しているのか増加しているのか，あるいは勉強会や介入策の効果は確認できるのかなど，臨床スタッフが関心をもてる内容をまとめ，無駄な情報を整理し，難解な用語や回りくどい表現を避け，スタッフの聞きやすいタイミング，方法で伝える努力をする．

引用・参考文献

1) National Healthcare Safety Network (NHSN)：Patient Safety Component Manual, 2023
https://www.cdc.gov/nhsn/pdfs/pscmanual/pcsmanual_current.pdfより2023年8月31日検索

2) 日本環境感染学会JHAIS委員会：医療器具関連感染サーベイランスマニュアル, Ver.2.0, 2019
http://www.kankyokansen.org/uploads/uploads/files/jsipc/jhais_device-manual20200205.pdfより2023年8月31日検索

3) 日本環境感染学会JHAIS委員会 医療器具関連感染サーベイランス部門：サーベイランス結果報告書（ICU・急性期一般病棟部門）
http://www.kankyokansen.org/uploads/uploads/files/jsipc/jhais_device-summary2022.12.pdfより2023年8月31日検索

Memo

手術部位感染サーベイランス

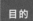
目的

*手術部位感染サーベイランスの目的や方法
について理解する

手術部位感染サーベイランスの目的

- 手術部位感染 (SSI) サーベイランスの最大の目的
は, 自施設のSSI発生率を明らかにすることである.

- 自分の病院や診療科のSSIは多いのか少ないの
か, それは増加傾向にあるのか減少傾向にあるの
か, あるいは他施設と比べてどうなのか. このよう
な疑問は感染対策に取り組むすべての医療者が抱
くものだが, 自施設のSSI発生状況を確認するこ
とでしか解答は得られない.

- SSI対策の検討において, 最初に取り組まれるべ
き活動が, SSI発生率を把握するためのサーベイラ
ンスなのである.

手術部位感染サーベイランスの方法

- 一般的なSSIサーベイランスの方法として, National
Healthcare Safety Network (NHSN) 方式[1]の
概略を以下に紹介する.

- NHSN方式のサーベイランスはわが国においても
多くの医療機関に採用されており, わが国の代表
的サーベイランスシステムである厚生労働省院内
感染対策サーベイランス事業 (JANIS) や日本環境

感染学会のサーベイランス事業（JHAIS）でもこの方式が採用されている[2-4].

- SSIサーベイランスは，①対象となる術式（胃切除，開頭術，心臓バイパス術など）を決める，②一定期間内の手術件数とSSI発生件数をカウントする，③感染率（SSI発生件数／手術件数×100）を計算する，④結果を評価・分析しフィードバックする，という手順で進められる.

サーベイランス対象の選択

- SSIサーベイランスでは，最初に，サーベイランスを行う手術手技を選択する.
- 手術手技は，原則として1臓器に1つの手術手技が割り当てられ，それぞれに固有のコードが決められている．開心術であればCARD，大腸手術であればCOLO，帝王切開であればCSECといった形である.
- 具体的な手術手技の種類と手技コードについては，引用文献1)〜4)のいずれかを参照していただきたい.

Memo

SSI の判定基準

● SSI サーベイランスにおける感染判定基準を**表1**に示す.

● サーベイランスに用いる疾患定義は,感度,特異度,的中率などの妥当性が十分に検証されたものでなければならず,世界標準として認知されている米国疾病管理予防センター (CDC) の定義が用いられる場合が多い.

表1 》》米国疾病管理予防センターの SSI 判定基準

表層切開創 SSI	以下の3項目のすべてを満たすこと ①感染が手術後30日以内に起こる ②切開創の皮膚と皮下組織に及ぶ ③以下のうち1つ以上にあてはまる ・膿性排液 ・検体からの病原体検出 ・疼痛・圧痛・腫脹・発赤・熱感があり,手術医・主治医により創が開放された ・手術医・主治医による感染の診断
深部切開創 SSI	以下の3項目のすべてを満たすこと ①感染が手術後30日以内(埋入物を使用した手術では1年以内)に起こる ②深部の軟部組織(筋膜と筋層)に及ぶ ③以下のうち1つ以上にあてはまる ・膿性排液 ・検体からの病原体検出 ・発熱・疼痛・圧痛があり,手術医・主治医により創が開放されるか自然に哆開 ・手術医・主治医による感染の診断
臓器・体腔 SSI	以下の3項目のすべてを満たすこと ①感染が手術後30日以内(埋入物を使用した手術では1年以内)に起こる ②表層・深部切開創を除く術中操作部位に及ぶ ③以下のうち1つ以上にあてはまる ・ドレーンからの膿性排液 ・当該部位から採取した検体からの病原体検出 ・当該部位の感染の証拠が直接検索・再手術・放射線学的検査などで発見 ・手術医・主治医による感染の診断

手術部位感染サーベイランス

文献 1) p118 より引用

SSI 感染率の算出方法

● SSIサーベイランスでは，対象患者を術前リスクに応じて0～3までの4つのカテゴリーに分類し，カテゴリーごとの発生率を計算する．

● リスクカテゴリーを示す数字をRisk Indexといい，手術時間，手術開始時の創の汚染度，基礎疾患を含めた全身状態の3条件（**図1**）に当てはまる場合，それぞれ1点ずつ加算して算出する．

● Risk Indexごとの発生率を算出することで，患者条件をそろえた公平な分析が可能になる．

以下の条件にあてはまる場合，それぞれ1点ずつを加え，
0～3の4つのカテゴリーに分類する

① 創分類が汚染創または化膿・感染創
② 米国麻酔学会の術前診断スコアで3点以上
③ 定められた時間（t時間）以上の手術時間

手術創分類

Ⅰ：清潔創（整形外科，心臓血管外科手術など）
Ⅱ：準清潔創（胃，大腸，胆嚢手術など）
Ⅲ：汚染創（術中の消化管内容物大量漏出，急性胆嚢炎手術など）
Ⅳ：化膿・感染創（膿瘍，腹膜炎など）

米国麻酔学会の術前診断スコア（ASA score）

1：標準的な健康な患者
2：軽い全身疾患の患者
3：重篤な全身疾患があるが，活動不能ではない患者
4：重篤な全身疾患があり，日常生活を営めない患者
5：手術しても24時間生きる可能性が低い瀕死の患者

t時間

心臓・バイパス術	5時間	人工関節置換	3時間
胃手術	3時間	VPシャント	2時間
胆嚢切除術	2時間	帝王切開	1時間
		など	

図1 》Risk Index の計算

● SSI発生率の計算は、手術手技とRisk Indexが共通する手術100件あたりのSSI発生数として求められる.

　・例を挙げると、心臓手術65件中、30件がRisk Index 0に分類されSSI症例がなく、20件がRisk Index 1に分類されてSSI症例が1件発生し、15件がRisk Index 2に分類されてSSI症例が3件発生した場合、それぞれの発生率は、Risk Index 0が0%、Risk Index 1が5%、Risk Index 2が20%ということになる(**表2**).

表2 》 SSI 発生率の計算例

Risk Index	SSI 症例数	手術件数	SSI 発生率（%）
0	0	30	0／30×100＝0
1	1	20	1／20×100＝5
2	3	15	3／15×100＝20
3	0	0	0
合計	4	65	4／65×100＝6.15

Memo

....

....

....

....

....

....

....

....

SSI サーベイランス結果のフィードバック

- 結果のフィードバックは，現場スタッフに"感染対策の結果"としてのサーベイランスデータを報告し，感染対策への関心を高め，問題点の把握や改善策の立案に活かしてもらうことを目的に行われるものであり，一連のサーベイランス活動のなかで最も重要なプロセスといえる．

- SSI サーベイランスでは，主に担当医師，外科病棟看護師，手術室看護師などを対象に実施される．

- フィードバックされる情報は，現場スタッフにとって，①理解しやすく，②受け入れやすく，③建設的な内容にまとめられたものでなければならない．

- サーベイランスデータは，臨床スタッフが"有益な情報"として受け入れて初めて価値をもつものであり，"責任の追及を前提とした監視活動"ではないという点を強調しておきたい．

引用・参考文献

1) National Healthcare Safety Network (NHSN)：Patient Safety Component Manual, 2023
https://www.cdc.gov/nhsn/pdfs/pscmanual/pcsmanual_current.pdf より 2023 年 8 月 31 日検索
2) 厚生労働省院内感染対策サーベイランス事業：手術部位感染 (SSI) 部門データ作成資料
https://janis.mhlw.go.jp/section/ssi.html より 2023 年 8 月 31 日検索
3) 日本環境感染学会 JHAIS 委員会：手術部位感染サーベイランスマニュアル, Ver.1.0, 2017
http://www.kankyokansen.org/uploads/uploads/files/jsipc/jhais_SSI-manual.pdf より 2023 年 8 月 31 日検索
4) 日本環境感染学会 JHAIS 委員会 手術部位感染サーベイランス部門
http://www.kankyokansen.org/modules/iinkai/index.php?content_id=5 より 2023 年 8 月 31 日検索
5) 藤田烈編：感染対策のためのサーベイランス まるごとサポートブック 改訂版, メディカ出版, 2023

第8章

部門別感染管理

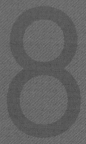

救急・外来部門における感染対策

目的	*救急・外来部門を受診する患者の特徴や環境について理解する *救急・外来部門の感染リスクや感染対策について理解する *救急・外来部門の感染症看護のポイントを理解する

はじめに

- 救急・外来部門には，日々幅広い年齢層，診療科，基礎疾患のある患者が多数来院する．救急・外来部門に携わるすべての職員は，新興感染症，再興感染症，バイオテロリズム，輸入感染症を含め，さまざまな感染経路によるヒト-ヒト感染症とはじめに接触する可能性がある．

- 救急・外来部門は感染リスクの高い部署であるが，部門の特殊性を考慮した感染対策により，いかに「患者を守り」「自分を守り」「仲間を守り」，院内への感染伝播を予防できるかが重要となる．

目的

- 病院の入り口である救急・外来部門の感染対策の目的は，病原微生物の院内伝播予防および，患者と病院職員の感染リスクを低減し，安全を確保することである．

● このことから，救急・外来部門での感染対策の目標は，①病原微生物を院外から持ち込むリスクを最小限にする，②患者－患者間，患者－医療従事者間の感染伝播リスクを最小限にすることである．

救急・外来部門を受診する患者の特徴

一般外来を受診する患者の特徴

● 一般外来は，初診や再診（経過観察や継続的な治療・処置が必要な）の患者を対象とした外来診察の場である．

● それほど緊急度の高い差し迫った状況の患者が来院されることは少なく，時間的に猶予がある場合が多い．

一般外来での注意点を記載

救急外来の特徴と受診する患者の特徴

● わが国の救急医療機関は，24時間いつでも救急医療が受けられる体制が構築されている．

● 患者の緊急度と重症度に応じて，一次救急（外来診療による初期救急），二次救急（入院治療を必

要とする重症救急患者への医療)，三次救急(重症
の脳血管疾患や心筋梗塞，多発外傷など，高度
な緊急手術や検査，処置など入院を要する患者へ
の医療)の3段階で，各医療機関が担う役割が区
分されている．

- 二次救急，三次救急患者のなかには，意識障害
や循環不全，呼吸不全などの生命の危機的状況に
より，迅速な対応が求められる場面が多々ある．

- このため，患者の既往歴などの情報収集が難し
い場合も多い．また，必ずしもかかりつけ病院へ
救急搬送されるとは限らず，感染症の罹患状況や
薬剤耐性菌などの保菌情報などが不明な場合も
ある．

- さらに，免疫不全や悪性腫瘍などの通院治療中の
免疫抑制下にある患者も救急外来を受診すること
があるため，特に救急外来部門における感染対策
には格別の配慮が必要となる．

救急外来での注意点を記載

救急・外来部門の環境の特徴

救急・外来部門の待合室の特徴

- 多くの病院の救急・外来部門の待合室は，限られ

たスペースに椅子を配置しているため，隣に座った者同士が，同一の空間で，一定の距離を保つことが難しい状況のなか，診察までの時間を過ごす．また，洗面所やトイレなどの共有スペースは，病院を訪れた不特定多数の人が利用するという特徴がある．

- 救急外来は，一般外来の診療と比較しスタッフ数や診察スペースが限られていることもあり，診察までの待ち時間が長い場合もある．

- 診察の順番や診察までの目安時間を電光掲示板などで表示している施設では，待合室以外の場所で過ごす患者もいることから，来院患者の行動範囲は一律ではなく，患者の行動の把握は難しい．

救急・外来部門の診療環境（診察場所）の特徴
....

- 一般外来の診察室は診療科ごとの個室で，診察は医師または看護師と対面で行われる．一方，救急外来に救急車で搬送される患者の診療環境は，施設により異なるが，個室だけでなく，オープンフロアをパーテーションやカーテンで仕切るタイプのものまでさまざまである．

- 救急外来では，空気感染対策として陰圧個室が設置されている施設もある．

- いずれにしても患者の症状から感染症罹患リスクを予測した対策が講じられていないことで，あらゆる経路から感染するリスクは高い診療環境にある．

救急（一次救急），一般外来の感染リスク

● 救急（一次救急）や一般外来では，待合室や診察時の距離の近さによる飛沫感染のリスク，トイレなど共有スペースを介した接触感染のリスクがある．

● さらに，患者から患者，患者から病院職員へ直接または環境や機器を介して間接的に伝播（交差感染）するリスクもある．

● 感染に罹患している外来患者が院内の売店など複数の場所へ移動することも，入院患者などへの感染伝播のリスクになり得る．

院内のリスク場所などを記載

救急搬送患者対応時の感染リスク

［救急外来患者対応にかかわるスタッフの職業感染リスク］

● 救急外来に従事するスタッフは，診断がついていない年齢層も性別も国籍も重症度もさまざまな患者に対応しなければならない．さらに，ドクターヘリやドクターカーを有している施設では，要請があれば医療機関搬送前の現場へ直接出動することもある．

- 救急搬送された患者を救命するために，緊急手術や緊急カテーテル治療，侵襲的観血的処置時に，看護師にも迅速な対応が要求される．
- 煩雑になりやすく緊張感が高まる現場がゆえに，携わるすべての医療従事者は，針刺しや切創などの血液や体液曝露のリスク，空気感染，飛沫感染，接触感染など，あらゆるすべての感染経路からの感染のリスクに曝されている．
- 情報共有不足や適切な感染対策がなされないことは，医療従事者だけでなく，事務部門，看護助手，清掃業者なども同様の感染リスクに曝される．

[複数の医療従事者が同時に対応することでの感染リスク]

- 救急外来への搬入時，迅速な対応のために，同時に複数の医療従事者が対応にあたる（**写真1**）．
- 診療や看護の効率性を優先するあまり，標準予防策の不徹底が起こり得る．医療従事者の手指を介する環境汚染や他患者への感染伝播など，医療従事者が感染源となる交差感染のリスクも高まる．

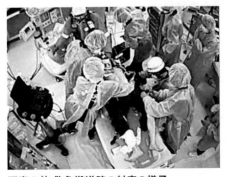

写真1 》 救急搬送時の対応の様子

- 煩雑な状況下での血管内留置カテーテルなどのデバイス類の挿入は，清潔操作の遵守率低下によるデバイス関連感染の発生リスクにつながることも懸念される.

救急・外来部門の感染対策のポイント

病院の門戸として早期に感染リスクの査定

- 病院の門戸である救急・外来部門の役割は，感染症の潜在リスクを念頭に感染症（疑い）の存在にいち早く気づくことで，院内への感染伝播予防策がとれることである.
- たとえば，呼吸器症状や消化器症状など季節ごとの感染症流行期前に，受付の段階での症状の申告，咳エチケットの遵守について記載されたポスターなどの掲示や，待合室での咳エチケットの協力の依頼などで，簡便な対策が図れる.

感染症が疑われた際に，速やかに隔離できる仕組みの構築

[他の患者との接触を避けるための対応手順を決めておく]

- 感染症が疑われた患者が，他の患者と交差・接触しないような配慮が必要となる.
- たとえば，呼吸器症状，消化器症状，発熱，発疹などから感染が疑われる場合の対応フローなどを確認しやすいよう準備・設置しておくことで，スタッフの経験に頼らずに一定の対策を図ることが

できる（**図1**）.

● 専用の待合室もしくは，他の患者との接触が避けられるような待機場所やゾーニング，動線をあらかじめ設定し，マニュアルなどに明記しておくことも，部門としての対応の徹底につながる.

● 救急外来では特に，受付などの担当者との連携と，感染症も踏まえたトリアージの仕組みを構築することが重要となる.

自施設の対応手順を記載

_____

_____

_____

_____

_____

_____

_____

_____

_____

_____

［自施設の隔離室（陰圧空調システム）を把握しておく］

● 自施設の診察ブースの環境，換気・陰圧空調システム設置の有無を把握しておくことは，空気感染を起こす結核や麻疹の疑いのある患者受診時や，救急搬送患者受け入れ前に感染症を想定した受け入れ準備の際に，二次感染，院内への感染拡大防止の観点から重要である.

救急・外来部門における感染対策

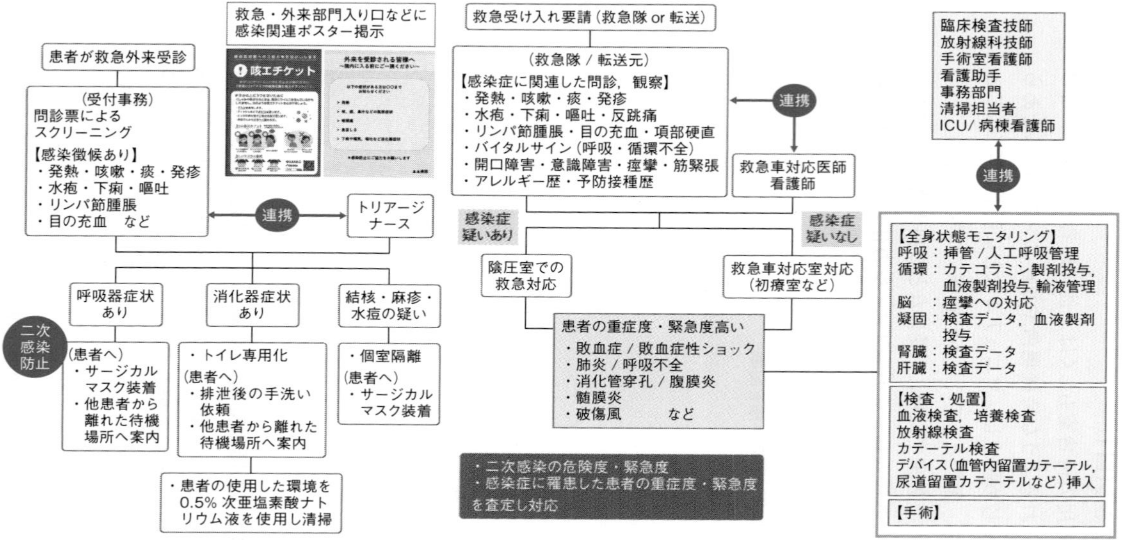

図1 》 救急外来での対応フローチャート例

患者が救急外来受診

（受付事務）
問診票による
スクリーニング
【感染徴候】
・発熱・咳嗽・痰・発疹
・水疱・下痢・嘔吐
・リンパ節腫脹
・目の充血　など

二次感染防止

救急・外来部門入り口などに
感染関連ポスター掲示

トリアージ
ナース

連携

呼吸器症状あり
（患者へ）
・サージカルマスク装着
・他患者から離れた待機場所へ案内

消化器症状あり
・トイレ専用化
（患者へ）
・排泄後の手洗い依頼
・他患者から離れた待機場所へ案内

結核・麻疹・水痘の疑い
・個室隔離
（患者へ）
・サージカルマスク装着

・患者の使用した環境を0.5％次亜塩素酸ナトリウム液を使用し清掃

救急受入れ要請（救急隊 or 転送）

（救急隊／転送元）
【感染症に関連した問診】　観察
・発熱・咳嗽・痰・発疹
・水疱・下痢・嘔吐・反応痛
・リンパ節腫脹・目の充血・頂部硬直
・バイタルサイン（呼吸・循環・体温）
・開口障害・意識障害・痙攣・感染症既往歴
・アレルギー歴・予防接種歴

感染症疑いあり

感染症疑いなし

連携

救急車対応医師／看護師

陰圧室での救急対応

救急車対応室（初療室など）

患者の重症度・緊急度：緊急度高い
・敗血症／敗血症性ショック
・肺炎・呼吸不全
・消化管穿孔・腹膜炎
・破傷風
など

・二次感染の危険／重症度・緊急度
・感染症に留意した患者の重症度、緊急度
を査定し対応

臨床検査技師
放射線科技師
手術室看護師
事務担当者
清掃担当者
ICU／病棟看護師

連携

【全身状態モニタリング】
呼吸：挿管／人工呼吸管理
循環：カテコラミン製剤投与、輸液管理
　　　・痙攣への対応
脳：投与
凝固：検査データ、血液製剤
腎臓：検査データ
肝臓：検査データ

【検査・処置】
血液検査、培養検査
放射線検査
デバイス（血管内留置カテーテル、尿道留置カテーテルなど）挿入

【手術】

職業感染予防策と自己管理

[適切な個人防護具の装着]

● 救急・外来部門では，すべての患者が何らかの感染症を有しているものとして対応する必要がある．このことから，標準予防策の適切な実践が基本となる．

● 症状や患者の状況から，空気感染や飛沫感染，接触感染症が疑われる場合は，速やかに感染経路別予防策を実施する．

● 適切な個人用防護具（PPE）の選択と適切な着脱ができるよう，日頃からの訓練が重要となる．また，装着したい時に必要なPPEが設置されている環境を整えておくことも重要である．

PPE について記載

[ワクチン接種と抗体価の把握]

- 救急外来では，搬送された患者の緊急度や重症度が高いほど，現場の緊張感から，針刺しや血液・体液曝露のリスクが高い.

- このため，針刺し防止機構付き製品の使用やリキャップをしない，処置などで使用したメスや縫合針を専用容器に確実に廃棄するなど，かかわった者同士が声を掛け合い確認する.

- ワクチン接種で感染リスクが低減できる疾患に関しては事前にワクチンを接種する，抗体を獲得しておくことも，自分の身を守るために必要である.

- B型肝炎ウイルス(HBV)，C型肝炎ウイルス(HCV)，ヒト免疫不全ウイルス (HIV) などの血液媒介病原体への曝露リスクもあるため，自身の抗体価が感染防御に有効かの把握も重要となる.

ワクチン接種と抗体価の注意点を記載

環境清掃，共有物品の取り扱い

- 救急・外来部門は環境を介しての交差感染のリスクも高い.

- 椅子や診療用ベッドなどの高頻度に接触する環境表面は特に，患者診察ごとに環境用洗浄剤での湿式清掃を実施する．
- 救急外来の診療ベッドは，出血や嘔吐物などで汚染される状況も想定し，ディスポーザブルの防水シーツを使用するなどして，汚染拡大の予防策を工夫する．
- ノロウイルスなどエンベロープ（脂質二重層膜）のない微生物はアルコール製剤では不活化できないため，次亜塩素酸ナトリウムを使用した清掃を実施する．
- 来院患者が感染症の罹患が予測される時には，放射線科，検査部門，看護助手，清掃業者など関係者・関連部門へ連絡し，かかわるスタッフ全員の安全が担保できるような配慮も必要となる．
- 血圧計のマンシェット部分などの，患者間で使用する共用物品からの感染伝播リスク低減のために，洗浄・消毒可能な素材やディスポーザブル製品を使用する．

連絡先や注意点を記載

患者の症状などのキーワードから感染症を疑う視点と対応スキルの獲得

● 感染症をいち早く判断し適切な対応に繋げるためには，症状や徴候，既往歴，内服歴，患者・家族から得た情報，周囲（地域）の感染の流行状況などをもとに意図的に情報収集をし（**表1**），キーワードから感染症を予測し，必要な予防策を開始することが重要となる（**表2**）．

表1 》 感染症や感染症が疑われる患者の情報収集項目

患者因子	・年齢，性別 ・基礎疾患や既往歴（糖尿病，慢性疾患，悪性腫瘍，膠原病，皮膚病変など） ・化学療法などの治療や手術歴（移植，脾臓摘出後など）など免疫不全をきたした治療歴 ・内服薬，抗菌薬曝露歴，薬剤耐性菌保菌 ・ADL状況（食事，排泄，活動，清潔行動など） ・職業
外的因子	・患者の周辺環境からの曝露歴（渡航歴や旅行歴（温泉など共同風呂利用歴），感染症患者や動物との接触歴，入院歴，施設入居，居住環境など） ・飲水，食事などの経口摂取内容と時間 ・デバイス（尿道留置カテーテル，血管内留置カテーテル，ペースメーカーや人工弁など人工物，シャント）

その他の情報収集項目を記載

表2 》 キーワードから予測される感染症と予防策

キーワードとなる症状		キーワードに加えてみられる症状	疑われる疾患	患者への説明	対応
	白色粘膜疹（コプリック斑）	・上気道感染症状（咳、鼻汁） ・耳後部・頸部から全身に米紅色癒合性発疹	麻疹		・空気感染予防策：換気と陰圧個室 ・隔離 ・接触感染予防策 ・飛沫感染予防策 ・二次感染予防
	頸部リンパ節腫脹	・顔、体幹、全身に広がる淡紅色発疹	風疹	サージカルマスク装着	・飛沫感染予防策 ・他患者と区別した場所で待機 ・二次感染予防
発熱	両側性耳下腺腫脹	・疼痛	流行性耳下腺炎		・飛沫感染予防策 ・接触感染予防策 ・他患者と区別した場所で待機 ・二次感染予防
	紅斑	・全身倦怠感 ・痒み	水痘		・空気感染予防策 ・飛沫感染予防策 ・接触感染対策 ・隔離
	結膜炎※1	・咽頭炎、頭痛、食欲不振 ・全身倦怠感 ・流涙	アデノウイルス感染症 ・咽頭結膜炎（プール熱） ・流行性結膜炎	眼を触らない、眼に触れた際は手指衛生をする	・接触感染対策 ・飛沫感染対策

※1 8月を中心に夏に流行する。

次ページにつづく

293

表2 つづき

キーワードとなる症状	キーワードに加えてみられる症状	疑われる疾患	患者への説明	対応
発熱 咳嗽、鼻汁、咽頭痛	・悪寒、頭痛、筋肉痛、関節痛 ・全身倦怠感	インフルエンザ		・接触感染対策 ・飛沫感染対策 ・他患者と区別した場所で待機 ・二次感染予防
		COVID-19	サージカルマスク装着	・飛沫感染予防策 ・接触感染予防策 (エアロゾル発生時) 空気感染予防策 ・他患者と区別した場所で待機 ・二次感染予防
（2週間以上持続する）咳 血痰	・発熱、倦怠感	結核		・空気感染予防策
消化器症状※2 ・下痢 ・嘔気 ・嘔吐 発熱 腹痛	・白色～淡黄色、酸臭の下痢便：ロタウイルス ・水様性下痢、激しい腹痛、血便、意識障害、痙攣などの脳症：腸管出血性大腸菌 (O-157)	食中毒 ウイルス性腸炎 (ノロウイルス、ロタウイルス) 細菌性腸炎	トイレ専用化 排泄後の手洗いの説明	・接触感染予防策 ・飛沫(エアロゾル)感染予防策 ・二次感染予防・消毒 ・環境清掃・消毒 ・吐物・下痢の環境汚染時の処理方法の徹底 ・流水による手洗い

※2 飲食内容と時間、同様の症状を訴えている人の有無を確認する。
【季節性考慮】梅雨～夏期：細菌性食中毒
冬期：ノロウイルス、キノコやふぐなどによる毒素食中毒が多い
【小児・高齢者は特に注意】脱水、電解質異常、意識障害、腎障害、凝固異常、重症化の可能性あり
→高次医療施設への転送考慮

● 何らかの感染症が疑われ，qSOFAスコア（**表3**）の基準を満たすことで，敗血症の可能性をスクリーニングできる．

● 敗血症や敗血症性ショックの患者は，救急搬送前の情報から重症度や緊急度の予測と，複雑な病態のタイムリーな判断，他職種と連携し先を見越した迅速な対応により，全身状態の安定化を目指す．同時に，起こり得る合併症予防のための多角的な知識とスキルが求められる．

表3 》 quick SOFA スコア

意識変容
呼吸数≧ 22 回 / 分
収縮期血圧≦ 100mmHg

感染症あるいは感染症を疑う病態で，quick SOFA（qSOFA）スコアの 3 項目中 2 項目以上が存在する場合に敗血症を疑う．

文献 2）p.24 より引用

迅速かつ適切な検体採取

● 血液培養は菌血症を診断するうえで標準的な検査法である．菌血症を疑う症状（発熱，悪寒・戦慄，低血圧，頻呼吸など）がみられたら，血液培養採取を想定する[2]．

● 尿路感染，髄膜炎などの感染症が疑われる場合は，尿培養検査，髄液採取など，患者の状況に応じ必要となる培養検体を想定し，抗菌薬投与前に各種培養検体を迅速かつ適切に採取できるよう準備を進めておく．

● 検体を採取する際は，検査結果が抗菌薬の適正使用に影響する可能性があることを意識し，コンタミネーションをきたさないように注意が必要である．

迅速な画像検査のための準備，他職種との連携

- 早期の感染源のコントロールは，感染症患者の転帰を左右する．

- 感染源検索のための画像検査には，単純X線，超音波検査，CT検査，MRI検査があり，治療方針を策定するためにも必要不可欠である．このことから，スムーズに検査が受けられるように，診療放射線技師との情報共有や連携が必要となる．

- 緊急時は患者のアレルギー歴が不明な場合もあるため，造影剤使用時のリスクを把握したうえで，十分な観察，検査室移動時の急変リスクも想定した準備が必要となる．

緊急手術の準備，他職種との連携

- 急性腎盂腎炎や腹部穿孔，膿瘍が認められる場合は，緊急手術/侵襲的ドレナージ術などによる感染源のコントロールが行われる.
- 手術室をはじめとする関係部門との連携，手術・処置を想定した速やかな準備/介助が必要となる.

引用・参考文献

1) 首相官邸・厚生労働省：咳エチケットについて. 啓発ポスター
   https://www.mhlw.go.jp/content/10900000/000593495.pdf
   より2023年9月10日検索
2) 日本集中治療医学会・日本救急医学会：日本版敗血症診療ガイドライン2020. 日本集中治療医学会雑誌28 (Suppl), 2021
3) 厚生労働省：食中毒・食品監視関連情報
   http://www.mhlw.go.jp/topics/syokuchu/より2023年9月10日検索
4) CDC：Respiratory Hygiene/Cough Etiquette in Healthcare Settings
   https://www.cdc.gov/flu/professionals/infectioncontrol/resphygiene.htmより2023年9月10日検索
5) CDC：2007 Guideline for Isolation Precautions: Preventing Transmission of Infectious Agents in Healthcare Settings
   https://www.cdc.gov/infectioncontrol/pdf/guidelines/Isolation-guidelines-H.pdfより2023年9月10日検索
6) 佐々木淳一ほか：救急外来部門における感染対策チェックリスト. 日本救急医学会雑誌31：73-111, 2020

Memo

救急・外来部門における感染対策

NICUにおける感染対策

目的	*新生児や早産児への感染対策が重要であることを理解する * NICU の環境を整備する必要性を理解する * NICU で注意したい感染症と感染対策を理解する *重要なことは高い手指衛生の遵守率，患者ゾーンの環境整備，積極的監視培養と隔離である

感染対策のポイント

- 成人とは違い生体機能が極めて未発達な状態であり，先天的に病気を持つ状態の児が収容されている.

- また，生体機能が未発達であるため自力で動くことが困難で，医療従事者や親の手を介することから，接触が高頻度に発生し接触感染のリスクも極めて高い[1].

療養環境が特殊

- Neonatal Intensive Care Unit (NICU) は，生体機能が極めて未発達・未成熟な新生児や早産児が入院する療養場所であり，空気清浄度や換気回数，室温，湿度が調整された特殊な環境である.

接触頻度が高い

● 新生児や早産児 (以下：児とする) は自力で動くことが困難であり，医療者や両親等，人の手を必ず介するため，接触が高頻度に発生し病原体が様々な伝播経路をたどり体内に侵入するリスクがある.

侵襲の高い処置が多い

● NICU に入院する児は，外科的侵襲や末梢静脈留置や中心静脈留置，気管内挿管や尿道留置カテーテルなど侵襲性の高い処置により感染リスクがある.

緊急性が高く，迅速に医療処置や看護を行う場面が多い

● 突発的な対応や緊急性が高い医療処置や看護を行う場面がある.
● 命を救う場面でも手指衛生などの感染対策を確実に行う必要がある.

多職種がかかわる

● 実施する医療従事者は医師・看護師のみならず往診する他の診療科医師，看護補助者，診療放射線技師，理学療法士，薬剤師も手指衛生を実施する目的を理解し，実施する必要がある.

児の嘔吐物や排泄物への対策が必要である

● 個人防護具（PPE）は適切に使用し，児の排泄物や血液，嘔吐物による医療者の着衣の汚染や環境汚染，他の児への汚染を防ぐために使用する必要がある．

感染症への対策が必要である

● 薬剤耐性菌の中で，特にNICUではMRSA（メチシリン耐性黄色ブドウ球菌）だけでなく罹患率や死亡率の観点からMSSA（メチシリン感受性黄色ブドウ球菌）への予防策は重要である[2]．

● また，それ以外の薬剤耐性菌（MDRP, CRE, ESBL産生菌など）やウイルス（アデノウイルス，COVID-19，先天性風疹症候群，B型肝炎，など）が検出された際には，患者配置（ゾーニング），周辺環境整備およびリネンの取り扱いなどは重要である．

その他，自施設でのポイントを記載

感染症の有無にかかわらず標準的に感染対策を実施することが重要である

● NICUでは，児が自ら行動できない点において，耐性菌などの微生物が児に感染する経路は医療従事者もしくは母親などの面会者である．そのため児に接触する場合は標準予防策を実施し，感染経路を遮断し，衛生的に児に接する必要がある．

標準予防策を実践する

● 標準予防策とは，すべての患者の血液，汗を除く全ての体液，分泌液，排泄物，粘膜，損傷した皮膚を感染の可能性のある物質とみなし対応することで，患者と医療従事者双方における感染の危険性を減少させる予防策[3]である．

● さらに，標準予防策は，**表1**に示す項目ごとに必要な対応が示されており，NICUにおいても重要な考え方となる．

● その中でも特に重要な項目を示す．

表1 》 標準予防策の項目

・手指衛生	・リネンと洗濯
・個人防護具	・安全な注射手技
・呼吸器衛生／咳エチケット	・特殊な腰椎穿刺処置のための感染制御の実務
・患者配置	・従業員の安全
・患者ケア用の機器，器具，器材	
・環境整備	

NICUにおける感染対策

重要な項目その①：手指衛生

● 手指衛生は，手洗いと手指消毒の2つがあり，①目に見える汚れがあるときは手洗い，②目に見える汚れがない場合は手指消毒を行うことが大切である．

● 例えば，児のケア（おむつ交換など）を行うにあたり，接触する前，目に見える汚れがなければ手指消毒を実施する．**表2**におむつ交換における感染管理チェックリストを示す．

● また，ケア後に，目に見える汚れがある場合には手洗いを行う．

表2 》おむつ交換における感染管理チェックリスト

手順	大項目	中項目	重要ポイント
1	準備	手指衛生	
2		物品準備	
3	作業	手指衛生	重要ポイント
4		手袋を装着	重要ポイント
5		汚染したおむつを交換する	
6		手袋を外す	重要ポイント
7		手指衛生	重要ポイント
8		手袋を装着する	
9		新しいおむつを装着する	
10		汚染したおむつを取り出す	
11	片付け	汚染したおむつを計測する	
12		手袋を外す	
13		手指衛生	重要ポイント

文献4）を一部改変

自施設で行うチェック項目を記載

....

....

....

....

....

....

....

....

....

....

....

....

- このように手指衛生を行うタイミングが重要であり，WHO（世界保健機関）が推奨する手指衛生のための5つの瞬間の推奨事項[5]を参考に様々なケアや処置に合わせて実施することが望ましい（**表3**）．

表3 》 **手指衛生のための5つの瞬間の推奨事項**

タイミング	感染伝播するポイント	実施する理由
患者に触れる前	医療ゾーンや患者ゾーンの環境から	病院環境の微生物を患者に伝播させない
清潔/無菌操作の前	清潔な患者の皮膚など感染リスクのある部位	患者の内因感染や外因性の感染につながる
体液曝露リスクの後	患者の体液や体液が付着した恐れのある部分	従業者の感染
患者に触れた後	患者や患者ゾーンの環境表面	従業者の保菌や環境の汚染
患者周囲環境に触れた後	患者ゾーン以外の医療区域の環境表面	従業者が環境を介して保菌する，または環境を汚染する

● 医療者は児の処置やケアの内容および収容している ベッドなどを考慮し, 個人防護具を選択する(**表4**).

表4 》 個人防護具の選択

ケア項目	種類	サージカル マスク	アイ ガード	ガウン・ エプロン	手袋
おむつ交換	閉鎖式クベース	○			○
	オープンクベース	○	○	○	○
口腔ケアや 吸引	閉鎖式クベース	○			○
	オープンクベース	○	○	○	○
創処置	閉鎖式クベース	○			○
	オープンクベース	○	○	○	○
哺乳	閉鎖式クベース	○			○
	オープンクベース	○	○	○	○

※ガウンとエプロンのどちらを選択するかは, 施設の状況やルールに従って選択する.
※○・・・装着する　　無・・・装着しない

● 親などの面会者は, 児に接触する前に手指衛生を 実施することは重要であるが, 標準的にガウンや 手袋を着ける必要はない.

● ただし, 児の接触感染対策として個別に必要と医 療者が判断した場合は, ガウンや手袋を着ける[6].

その他自施設での注意点を記載

....

....

....

....

....

重要な項目その③：機器，器具，器材

- NICUには下記の装置および器具を常時備えていることが求められており，その機器の衛生的な管理を行うことで，共有する機器や物品からの交差感染を防ぐ．

  - ・救急蘇生装置(挿管セット)
  - ・新生児用呼吸循環監視装置
  - ・新生児用人工換気装置
  - ・微量輸液装置
  - ・経皮的酸素分圧監視装置または経皮的動脈酸素飽和度測定装置
  - ・酸素濃度測定装置
  - ・光線治療器

- これらの機器は，使用後にメーカーの推奨する洗浄・消毒・滅菌の中で工程を経て再使用する必要がある．
- 保育器の種類は，閉鎖式クベース，オープンクベース，コットと主に3種類に分けられる．クベースやコットは各メーカーの推奨するメンテナンスの手順に従い清掃や消毒を実施する．
- 保育器を消毒する場合には，消毒剤の残留毒性に十分注意を払う必要がある．児の収容中は決して保育器内の消毒を行わないことなど，消毒剤の選択には注意する必要がある[7]．

その他自施設での注意点を記載

....

....

....

....

....

重要な項目その④：環境整備

● NICUは施設基準として1床当たり7m^{2}以上であることが求められており[8]，その基準に基づき各施設の決めた患者ゾーンの中で整理整頓を行い，児の療養環境を定期的に清掃する必要がある．

● 日常的な清掃では，患者ゾーンを1日1〜2回の頻度で，ベッドサイドモニターやシリンジポンプ，人工呼吸器の操作パネル，パソコン，テーブル，椅子，クベースの外周を清掃する．また，患者ゾーンをまたぐ共用物（体重計やエコー，沐浴漕など）は，児に使用した後必ず消毒を行う[9]．

その他自施設での注意点を記載

....

....

....

....

....

重要な項目その⑤：リネンと洗濯

- 児は嘔吐や下痢などの症状が出やすくリネン類や着衣などが汚染されるケースが頻回に発生する. リネンや着衣に付着した汚染物は物理的に取り除き洗濯を行う.

- 院内や委託業者に依頼して洗濯を行う際には, 汚染したリネンを水溶性ランドリーバッグに入れて提出することで作業者の感染リスクを低減することができる.

- 家族などが自宅に持ち帰って洗濯する際には, 汚染物を取り除いた後, ビニール袋などに入れ密封した状態で渡す. 自宅で洗濯する際には, 漂白剤などで着け置き漂白などを行ったうえで洗濯するよう指導する.

その他自施設での注意点を記載

Memo

NICUにおける感染対策

経路別予防策を実践する

● 経路別予防策とは，特定の微生物が確認された時または特定の微生物を疑った時に的確に対応するための予防策である．その予防策は接触感染予防策，飛沫感染予防策，空気感染予防策を指し，いずれも標準予防策をベースとして追加する感染対策である[10]．

● たとえば，児の便からメチシリン耐性黄色ブドウ球菌（MRSA）が検出された場合は接触感染対策を実施することとなるため，以下の対策を実践する．

● 感染症の患者が確認された場合は，個室に隔離し他の患者への伝播を防止する対策が一般成人病棟では対応となる．

● NICUなどオープンフロアで隔壁がない場合は，他の児との間にボード（衝立）を設置し物理的に視覚で理解できるように遮断することが効果的である．

● また，複数の児から同じ細菌が検出された場合は，一画に児を集めて（コホート）対応することも有効である．

● NICUで感染症として診断された微生物は，表皮ブドウ球菌（CNS）が12.6%，MRSAが11.8%，MSSAが11.2%であり，グラム陽性球菌による感染症が多く接触感染対策などを実施する必要がある（図1）[11]．

● 感染症の分類では，敗血症が最も多く全体の37.6%であり，次いで肺炎が22.7%と全体の約6割を占めている（図2）[11]．

● 感染症発症者を体重別にみると，超低出生体重児（1,000g未満）は31.4%，極低出生体重児

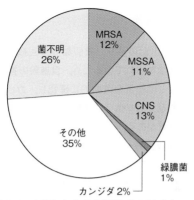

図1 》菌種別感染症疾患患児数（2022年）

109医療機関（n = 832人）

（JANIS 院内感染対策サーベイランス 新生児集中治療室部門．公開情報
2022年1月〜12月年報より作成）

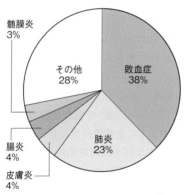

図2 》感染症分類別感染発症患児数（2022年）

109医療機関（n = 832人）

（JANIS 院内感染対策サーベイランス 新生児集中治療室部門．公開情報
2022年1月〜12月年報より作成）

（1,000g 〜1,499g）では4.5％，低出生体重児
（2,500g未満）では1.5％であり，超低出生体重
児が最も感染症発生率が高い[11]．

施設設備の管理

- NICUでは下記の通り，適切な換気回数と室内の陽圧化が求められているため，自施設の換気回数や風量などの状況を定期的に確認し，カビの発生や埃の蓄積がないように清掃の実施など管理を徹底する必要がある．

- 病院設備設計ガイドライン（空調設備編）では，準清潔区域として，ICUや分娩室と同等の清浄度が求められ，最小換気回数は1時間あたり6回（うち外換気2回）以上とし，室内圧は陽圧であることが求められている[12]．

[他の部門との相違]

- MRSAやMSSAなど黄色ブドウ球菌の発生率が高い場合やアウトブレイクの状況にある場合は，積極的監視培養を実施することが推奨されている[13]．

- 極低出生体重児（1,000g～1,499g）や超低出生体重児（1,000g未満）の割合は増加傾向にあり，2017年度までに全都道府県に総合周産期母子医療センターおよび地域周産期母子医療センターが配置されている（**表5**）[14]．

表5 》 出生数と低出生体重児の割合

	出生数	2,500g 未満	1,000g 未満
1975 年	約 190 万人	5.1%	0.09%
2013 年	約 103 万人	9.6%	0.3%
2020 年	約 84 万人	9.2%	0.3%

引用・参考文献

1) 国公立感染対策協議会：病院感染対策ガイドライン2018年版（2020年3月増補版）第5章部署別感染対策I周産期病棟・NICU，p169-183，じほう，2020
https://kansen.med.nagoya-u.ac.jp/pdfdocs/d1cf38b0e2382af078aedbd27c48577172761950.htmlより2023年8月31日検索

2) Jessica E Ericson.Burden of Invasive *Staphylococcus aureus* Infections in Hospitalized Infants
https://pubmed.ncbi.nlm.nih.gov/26502073/より2023年8月31日検索

3) 満田年宏訳・著：隔離予防策のためのCDCガイドライン2007，p75-78，ヴァンメディカル，2007

4) 日本感染管理ベストプラクティス"Saizen"研究会編著,感染管理ベストプラクティス事例集第3版,おむつ交換（閉鎖式クベース収容児），p133-134

5) World Health Organization. WHO guidelines on hand hygiene in health care. Geneva: WHO; 2009. Available at: p112
https://apps.who.int/iris/bitstream/handle/10665/44102/9789241597906_eng.pdfより2023年8月31日検索

6) SHEA neonatal intensive care unit (NICU) white paper series: Practical approaches to *Staphylococcus aureus* disease prevention, 2020
https://pubmed.ncbi.nlm.nih.gov/32921340/より2023年8月31日検索

7) 医療機関における院内感染対策について.平成26年12月19日：医政地発1219第1号厚生労働省医政局地域医療計画課長通知．2-7 新生児集中治療部門での対応

8) 令和4年度診療報酬における入院基本料の施設基準．A302 新生児特定集中治療室管理料．p53
https://www.mhlw.go.jp/content/12404000/000907834.pdfより2023年8月31日検索

9) 猪狩英俊監：千葉大学病院病院感染予防対策パーフェクト・マニュアル改訂第3版，p143-145，診断と治療社，2014

10) 満田年宏訳・著：隔離予防策のためのCDCガイドライン2007，p79-80，2007

11) 厚生労働省院内感染対策サーベイランス事業ホームページ．NICU部門 JANIS（一般向け）期報・年報．2022年度
https://janis.mhlw.go.jp/report/nicu.htmlより2023年8月31日検索

12) 日本医療福祉設備協会「病院設備設計ガイドライン（空調設備編）病院空調設備の設計・管理指針（HEAS-02-2022），p19

13) CDC：Recommendations for Prevention and Control of Infections in Neonatal Intensive Care Unit Patients: *Staphylococcus aureus*，2020
https://www.cdc.gov/infectioncontrol/guidelines/NICU-saureusより2023年8月31日検索

14) 厚生労働省,医療政策研修会．令和4年度第2回,周産期医療について（資料9）令和5年1月20日
https://www.mhlw.go.jp/content/10800000/001040959.pdfより2023年8月31日検索

透析室での管理

目的	*透析室の環境と感染対策のポイントを理解する *透析室で注意すべき感染症について理解する

透析室の感染対策のポイント

- 透析室の環境は一般の病棟とは違い，体外循環の治療環境のため，血液や病原微生物の汚染の可能性が増える．そのため，標準予防策に加えて，さらに厳重な予防策が必要である．

- たとえば，感染制御予防策は，サプライ，器具，薬剤，薬剤トレイを共有して使用することを制限しており，薬剤カートの共有使用も禁止されている．

- 血液透析では，血液や汚染の可能性のある物品への曝露が常に予想される．したがって，患者ケア場面，患者周辺の機器，環境に触る時は，いつも手袋を着用することが必要[1]である．

- ハイリスクの部署として，透析室における病院感染を軽減させる具体的な対策が必要である．

- 透析室で推奨される感染制御予防策として，汚染された器具，器材，環境表面（透析用監視装置，ベッド，ベッド柵，オーバーテーブルなど），スタッフの手を介して直接または間接的に感染性病原体が患者間に伝播する機会を減らすことが求められる．

- 透析室では常に，バスキュラーアクセスへの穿刺，カテーテルを透析回路と接続し血液透析を行っている．観血的処置を伴う．
- わが国の治療の環境の多くは，同一フロアで，集団で行っているという特殊性がある．待合室や更衣室の利用，さらに透析患者の高齢化に伴って送迎車の利用が増加している．週に3回治療に来なければならない．
- そのため，血液や病原微生物の汚染の機会の可能性が増す．標準予防策に加えてさらに接触予防策といった厳重な予防策が必要である．

透析室で特に注意をすべき感染症

- 透析患者側の感染の内因性要因は，食細胞機能の低下，T細胞・B細胞機能の低下など，高齢による免疫機能の低下や低栄養状態，貧血などによる易感染状態がある．結核は一般人と比べ，透析患者は10〜20倍感染リスクが高いとされている．
- 外因性要因として，複数の患者が同一の環境で，長時間の治療を受け，ベッドや透析監視装置，送迎車や更衣室，待合室などの空間を共有している．
- このことから，血液媒介感染症（HBV，HCVなど），結核，薬剤耐性菌感染症（MRSAなど），皮膚感染症，呼吸器感染症の新型コロナウイルス感染症（COVID-19），インフルエンザ感染症などに対しては，特に感染対策を実施する必要がある．

透析室での管理

［血液媒介感染症対策（HBV, HCV）］

● わが国の透析患者のB型肝炎ウイルス（HBV）の有病率は，2021年に日本透析医会が行った調査[4]では，HBs抗原陽性率は1.2％，透析導入時のHBs抗原陽性率は0.9％であった．経年的に減少傾向であるが，一般人口の有病率と比較して高率であり，透析患者は血液媒介感染症のハイリスク集団である[5]．

● 血液媒介感染症対策として，透析導入時や転入時，維持透析患者は定期的な感染症のスクリーニング検査を実施する．

● HBV感染者は個室で隔離して透析を行う（**図1**）．隔離が不可能な場合は，ベッドを固定し，専用の透析監視装置（以下，コンソールとする）や透析関連物品を使用することが推奨されている[1-3]（**図2**）．

● HBs抗原陽性患者をケアするスタッフはできるかぎり専任とし，感受性のある患者を同時にケアしない[1,2]．

● HBVは室温で最低7日間は環境表面に生存することが可能であり，透析装置や鉗子などからHBVが検出されることも知られている．そのため，定期的な清掃と消毒を行い，環境から水平伝播しないように注意が必要である．

● HCV感染患者は，HCV RNA陽性である患者に対して個室管理またはベッド固定を行うことが推奨される（**図3**）．

自施設の対策を記載

....

....

....

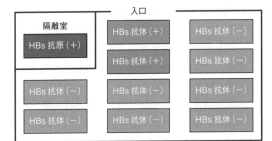

図1 》 HBV 感染患者のベッド配置

HBV 感染患者は個室管理での透析を行うことが推奨される.

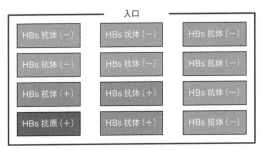

図2 》 隔離室がない場合のベッド配置

HBV 感染患者を透析室の隅に配置し,その周囲に HBs 抗体陽性者(既往感染者またはワクチン接種者)を配置する,その外側に HBs 抗体陰性者である非感染者を配置する,透析監視装置・器具・器材・サプライ・薬剤は, HBV に感受性のある患者に使用しないように別にしておく.

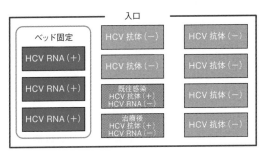

図3 》 HCV 感染患者のベッド配置

［新型コロナウイルス感染症などの飛沫感染対策］

● 発熱や咳，咽頭痛などの症状がある場合は，自宅を出る前に電話連絡をするように指導する．

● また，来院後や透析中に症状が出た場合もすみやかに伝える．

● 感染症を疑う場合は，透析を開始する前に可能な限り診察し，診断と評価をする．

● 空間隔離または時間隔離を行う．

● 飛沫感染対策としては，個室で隔離し個室透析を行う．個室透析室がない場合には，パーテーションで仕切る，ベッド間隔を患者間の口元から口元まで1.5m以上離す，隣のベッドを1つ空けるなど，感染者と非感染者の部屋を分ける必要がある．

● 空間で隔離ができない場合は，時間・曜日を変更する．感染者を午後の時間帯へ移動する，月・水・金曜日の午後に感染者のみを対応するなど，時間隔離を行う．

● 新型コロナウイルス感染症は，発症の2日前から発症して7日間は人にうつす可能性が高いため，隔離透析を行う期間は1週間が推奨されている[5]．

自施設の対策や注意点を記載

....

....

....

［接触感染対策］

● 病院感染のなかで最も頻度の高い伝播様式で，感染者や病原微生物に汚染された物品，医療従

事者の汚染された手指を介して感染する.

- 透析患者では多剤耐性菌であるメチシリン耐性黄色ブドウ球菌（MRSA），多剤耐性緑膿菌（MDRP），バンコマイシン耐性腸球菌（VRE），ペニシリン耐性肺炎球菌（PRSP），ノロウイルス，疥癬などが問題となる.

- 手袋の着用のタイミングは，患者に接触する時，患者の周囲環境に接触する時とし，そして汚物に触れた時は手袋を交換する.

- 部屋を退室する前に手袋を外し，ただちに手指衛生を行う．手に明らかな汚れのない場合は速乾性手指消毒剤で消毒，手に明らかな汚れのある場合は流水石けんで洗う.

- ノルウェイ疥癬の場合は，接触時長袖のガウンを着用し，使用ベッドを固定する.

- 消化器症状や下痢などの症状がある場合は，自宅を出る前に電話連絡をするよう患者に指導する.

- 透析室に入室する前に診察し，透析治療実施の可否を決定する．透析治療を行う場合は，他の患者と接しない時間と空間で隔離をする.

- 患者教育としては，トイレ使用後の便座の消毒や手洗い，ロッカー使用は汚染した手で触れない，周りの環境を汚染しないなどの説明をする.

自施設の対策や注意点を記載

....

....

....

....

［結核などの空気感染予防策］

● 透析室の治療環境は，同じフロアで多数の患者に対し同時に透析治療が行われていることから，結核に対する感染対策は重要な点で，早期に発見し治療が行われる必要がある．

● 定期胸部レントゲンの読影や，1～2週間の微熱と咳などの症状，体重減少などないか，観察を怠ってはいけない．

● 排菌している場合は，専門病院への隔離が原則ではあるが，転院がすぐできない場合は，速やかに治療を開始し，個室隔離透析（理想的には独立した空調を有し，空気が流出しないよう陰圧にする）を行う．

● 個室隔離が不可能な場合は，時間帯を一般の透析患者と変えて，時間隔離で透析を行う．

● 結核患者ケア時は微粒子用（N95規格）のマスクを着用する．移送は制限するが，患者にはサージカルマスクを着用してもらう．

● スタッフは（N95規格）マスクを装着時はその都度「フィットチェック」を行い，空気の漏れがないか確認をする．感染対策教育のなかでフィットテストを訓練することが望ましい．

自施設の対策や注意点を記載

....

....

....

....

個人防護具（PPE）使用

- 透析開始・透析終了操作場面は血液が噴出, 飛び散るような環境である. その時に, 自分自身を守るためおよび衣類の汚染を防ぐためにガウンやエプロン, 目を保護するためにゴーグルまたはフェイスシールド, 口の粘膜の汚染を防ぐためにマスクを用いる.
- PPEは1回ごとの使い捨てが基本である.
- 標準予防策としてマスクの着用は, 血液, 体液, 分泌物が生じる可能性のある際に鼻や口を防護することと, 呼吸器症状を有する者が着用して周囲への感染性物質の飛散を防ぐという目的がある.
- 新型コロナウイルス感染症対策におけるマスク着用は, 咳をしている人, 症状が出ている人がマスクを着用するのが前提で, マスクを着用するユニバーサルマスキングが推奨されている.
- ユニバーサルマスキングは, 無症状の人でもウイルスを周りへ飛散させていることがあるとの研究からわかったことで開始されている.
- 透析開始の穿刺, 終了時の回収, 後片付けの場面では, 血液や体液で汚染される可能性が, 透析室では高い. PPEの正しい着用の仕方と汚染しないように脱ぐことを訓練する必要がある. 新入職者と中途入職者の教育訓練を行う必要がある.

自施設の対策や注意点を記載

透析室での管理

注射薬などの準備に関する注意事項

● 注射薬などを準備する場所は，血液汚染の危険が
ない清潔な区域とする．

● 準備する前に手指衛生を行い，清潔な未使用のディ
スポーザブル手袋・サージカルマスクを着用する．

● 薬剤をシリンジに吸引する場合は，未使用のシリ
ンジと注射針(ディスポーザブル製品)を使用する．

　・プレフィルドシリンジ製品が市販されている薬
　　剤に関しては，極力これを選択する．

　・プレフィルドシリンジ製剤を使用するにあたり1
　　本の製剤を複数人に共有，分割使用はしない．

● 透析治療区域内に持ち込まれる物品は，血液や
体液で汚染する可能性が他部署に比べ高い．さら
に，直接またはスタッフの手によって他の患者に
伝播する媒介物となりうる．

● そのため，透析室において供給される物品，器具，
薬剤，薬剤のトレイを共用することは制限してお
り，薬剤カートの共用を禁止している．

● 準備は治療区域から離れた清潔区域で行うことと
し，薬剤は単回使用や患者専用とする．したがっ
て，治療区域に持ち込まれた薬剤や物品は未使
用であっても共通の清潔区域には戻してはならな
い[1-3]．他の患者にも使用はしない．

自施設の対策や注意点を記載

患者に使用した器材，器具の取り扱い，寝具類

- 使用した器材の処理のレベルは，その使用する目的により選択し，滅菌・消毒・洗浄レベルと分けて取り扱う.

- 透析室内で取り扱う器材，器具の処理方法については一覧でわかるようにマニュアル化を行う.

- 消毒は洗浄を行った後，適切な「消毒液の濃度・浸漬の時間・温度」で行う必要がある.

- COVID-19流行前から，透析用のベッド，ベッド柵やオーバーテーブル，椅子の環境表面，透析監視装置外装は，透析終了ごとに洗浄，適切な消毒薬を用いて消毒を行っている. また，リネン類は患者ごとに交換することが望ましい[3]といわれている.

- 2021年7月から清拭消毒できるタイプのレザーマットレスへすべて変更し，枕も同様の素材へ変更した（**図1**）.

- 変更したことでのメリットは，一人あたりのシーツ交換では1分30秒かかったが清拭では40秒となり，50秒の時間短縮が図れ，ベッドサイドケアへの時間に充てることが可能となった. さらに，年間のクリーニング代の削減ができた.

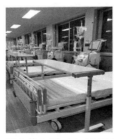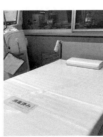

図1 》 レザーマットレスへの変更

エコーガイド下穿刺時の感染対策

....

- 透析患者の高齢化と長期透析患者の増加に伴い，エコーガイド下穿刺を行う機会が増加している．1つの透析施設にエコー機器は1台～複数台あり，1つの機器を複数人で使用している．

- エコーガイド下穿刺は，プローブが穿刺針や穿刺部位に触れる可能性があり，血液媒介による感染伝播の危険性がある．そのため，エコー使用前後に適切なプローブ管理が求められている．

- ガイドライン[3]では，プローブヘッドにカバーをつけるなどして穿刺を行い，穿刺後は速やかに使用したカバーを外してプローブヘッドの超音波ゼリーを十分拭き取り，プローブヘッドからケーブルまで清掃および消毒を行うことを推奨している．

- エコーガイド下穿刺の一連の手順に感染対策チェックポイントを入れることで，適切なプローブ管理ができると考える．

透析室における教育活動と職員への感染防止対策

● 透析患者は，一般の患者に比べ感染症に罹患しやすいため，透析室に勤務する医療スタッフへ適切な感染対策について教育を行い，リスクを最小限にする必要がある．

● 教育のタイミングは，入職・配置換え時，医療法で定められている年2回以上の研修への参加を必須とする．さらに，透析室で実施可能な症候群サーベイランス，バスキュラーアクセスに関連した感染症発生などフィードバックし，持続的な改善活動を行っていく必要がある．

自施設の対策や注意点を記載

引用・参考文献

1) CDC：Recommendations for Preventing Transmission of Infections Among Chronic Hemodialysis Patients. MMWR 50(RR5), 2001
http://www.cdc.gov/mmwr/PDF/rr/rr5005.pdfより2023年8月31日検索

2) 矢野邦夫訳：慢性血液透析患者における感染予防のためのCDCガイドライン．メディカ出版，2001

3) 日本透析医会「透析施設における標準的な透析操作と感染予防に関するガイドライン」改訂に向けたワーキンググループ：透析施設における標準的な透析操作と感染予防に関するガイドライン（五訂版）．日本透析医会，2020

4) 菊地勘：透析施設での肝炎ウイルス感染状況と検査・治療に関する研究．厚生労働科学研究費補助金（肝炎等克服政策研究事業）令和3年度分担研究報告書，2021

5) 菊地勘：透析患者はなぜ感染症に罹患しやすいのか？臨牀透析 39(7)：12-15，2023

6) 日本透析医会ほか：新型コロナウイルス感染症5類移行後の無症状・軽症患者の外来透析を行う際の隔離透析期間等の考え方について．令和5年4月27日
http://www.touseki-ikai.or.jp/htm/03_info/doc/20230427_Outpatient_dialysis_after_transition_to_category5_of_COVID-19.pdfより2023年8月31日検索

透析室での管理

感染症病棟における感染対策

目的	*感染症病棟の特徴を理解する *指定医療機関以外の感染症病棟での対応を理解する *感染症病棟の多い輸入感染症とその対策を理解する

はじめに

- 感染症とは，ウイルスや細菌，真菌等の病原体が体内に侵入して発熱や下痢，嘔吐等の症状を引き起こす疾患である.
- 病原体は環境に存在し，手指を介して感染するため標準予防策である手指衛生と必要時の個人防護具が感染予防対策として最も重要になる.
- 感染症病棟では，感染症を発症した人を受け入れる病棟であり，必ずしも隔離が必要で入院するわけではない. しかし，周囲への感染拡大のリスクがある場合に感染経路別予防策（空気感染予防策・飛沫感染予防策・接触感染予防策）ができる隔離病室を兼ね備えていることが必要である.

感染症指定医療機関の感染症病棟の特徴

- 感染症病棟には，感染症法（**表1**）の1類感染症（エボラ出血熱等）に対応する第1種感染症指定医療機関の病院と，2類感染症（結核・SARS・

表 1 》》感染症法による感染症の分類

分類	感染症
1 類	エボラ出血熱, ペスト, ラッサ熱, クリミア・コンゴ出血熱, 痘そう, 南米出血熱, ペスト, ラッサ熱, マールブルグ病
2 類	結核, SARS, MERS, ジフテリア, ポリオ, 鳥インフルエンザ(H5N1)(H7N9)
3 類	コレラ, 細菌性赤痢, 腸管出血性大腸菌感染症, 腸チフス, パラチフス
4 類	E 型肝炎, A 型肝炎, マラリア, 狂犬病, 黄熱, Q 熱, 回帰熱等(主に輸入感染症)
5 類	インフルエンザ, 梅毒, 麻疹, 風疹, アメーバ赤痢, 破傷風, 百日咳等
新型インフルエンザ等感染症	
指定感染症(政令で指定・最長 2 年)	

(厚生労働省:感染症法の分類を一部引用)

MERS 等)に分類される疾患患者を受け入れる第2種感染症指定医療機関がある.

● 1 類感染症病棟では, 病院内外部に感染を拡大させないために, 空調設備や排水設備などが特徴的な構造で,「感染症指定医療機関における施設基準に関する手引き」[1] で定められている.

● これは, 感染経路に応じた感染拡大防止のための施設計画, 人権への配慮 (患者の生活の質の確保), 病室単位を原則とした感染管理区画, 患者や職員等の行為・行動の基準の一体化, 職員等の安全の確保がポイントとして記載されている[1].

● 病室には前室が設けられ, 気圧制御ができ「特定区域単独系統」のため, ほかの病院内の換気とは別の換気設備になっている. 換気回数は 12 回以上/時になり, 外部に排気される空調は必ずHEPA フィルターを通して排出されている(**図1**).

● 特定区域から排水処理設備までの配管は専用とし, 一度消毒液 (次亜塩素酸ナトリウム溶液) を混入させてから一般下水に流出される排水システム

になっている（**図2**）.

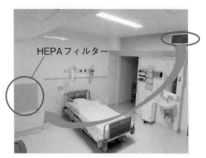

図1 》 1 類感染症病棟

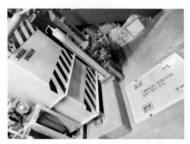

図2 》 1 類感染症病棟専用貯水槽

対応する時のポイント

● 1類感染症患者に対応するときは，通常の個人防護具（以下，PPE）ではなく全身を覆うことができるFull PPEを着用するため，Full PPEの着脱訓練を定期的に行い，いつでも対応できるようにする（**図3**）.

● 使用するマスクは空気感染対策を考慮したN95マスクで，自分の顔にフィットしたマスクを選択し，定期的なフィットテストと着用ごとのユーザーシールチェックを実施することが大切である.

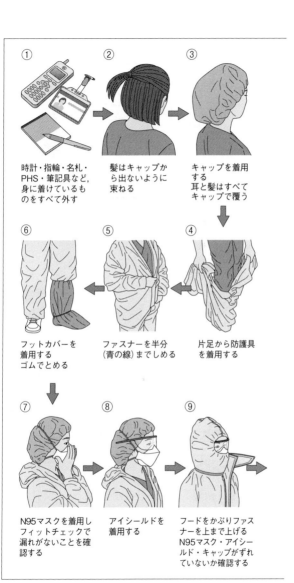

① 時計・指輪・名札・PHS・筆記具など,身に着けているものをすべて外す

② 髪はキャップから出ないように束ねる

③ キャップを着用する 耳と髪はすべてキャップで覆う

④ 片足から防護具を着用する

⑤ ファスナーを半分(青の線)までしめる

⑥ フットカバーを着用する ゴムでとめる

⑦ N95マスクを着用しフィットチェックで漏れがないことを確認する

⑧ アイシールドを着用する

⑨ フードをかぶりファスナーを上まで上げる N95マスク・アイシールド・キャップがずれていないか確認する

図3 》Full PPE 着用手順

図3 つづき

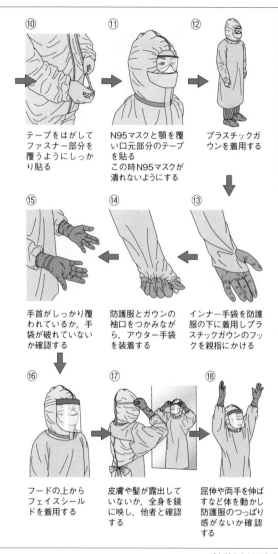

⑩ テープをはがして
ファスナー部分を
覆うようにしっか
り貼る

⑪ N95マスクと顎を覆
い口元部分のテープ
を貼る
この時N95マスクが
潰れないようにする

⑫ プラスチックガ
ウンを着用する

⑮ 手首がしっかり覆
われているか，手
袋が破れていない
か確認する

⑭ 防護服とガウンの
袖口をつかみなが
ら，アウター手袋
を装着する

⑬ インナー手袋を防護
服の下に着用しプラ
スチックガウンのフッ
クを親指にかける

⑯ フードの上から
フェイスシール
ドを着用する

⑰ 皮膚や髪が露出して
いないか，全身を鏡
に映し，他者と確認
する

⑱ 屈伸や両手を伸ば
すなど体を動かし
防護服のつっぱり
感がないか確認
する

（文献7をもとに作成）

- 指定医療機関以外の感染症病棟での対策も，空気・飛沫・接触感染対策を常に現場で実践することが求められるため，感染経路別予防対策が重要になる.
- 陰圧の病床がない場合で陰圧を必要とする患者の対応には，「空気感染隔離ユニット」を使用して，病室内を陰圧にして対応することもある（図4）.
- 個室隔離やコホート隔離（同一疾患患者を大部屋に収容して隔離をすること）をする場合には，病

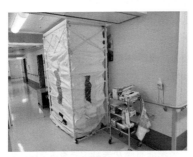

図4 》空気感染隔離ユニット

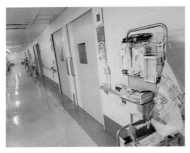

図5 》PPE 着脱場所設置例

室内を感染区域として対応するゾーニングを行い，感染経路別対策ができるようにPPE着脱の場所を明確にして感染拡大を防ぐことが必要である（**図5**）．

感染症病棟で働くために

● 新型コロナウイルス感染症が流行し始めた2020年，感染症病棟に勤務する人への風評被害があった．保育園に通う子どもをもつ看護師は，保育園から登園拒否を強いられ異動を希望するなど，感染症病棟勤務に対すること自体が「危険」であることがイメージ付けられた．

● しかし，感染経路が明らかになり感染対策の徹底がされたことで，安全に診療・看護が行えることがわかり，風評被害もなくなっていった．

● このように「感染症」というイメージだけで危険な病棟として考えられてしまうことがある．感染症病棟で働くことで医療者の中でも「危険」や「感染してしまうから怖い」といったイメージがあるが，安心して感染症看護が実践できるように，感染症病棟は「感染症」を理解し，感染予防策を徹底して実践できる「安全」な病棟なのである．また，患者自身も「感染症」ということで不安が強いこともあり，精神面での看護も必要となってくる．

● 教科書でしか見ることのない輸入感染症や，様々な細菌やウイルスに関する知識を深めることができる．そして感染予防対策と感染症についての正しい知識を身につけて，安全・安心して看護の実践を行うことができる．

- 感染症病棟では，海外からの帰国者の輸入感染症や，感染性腸炎，原虫由来の感染症等様々な疾患がある．
- また，海外で罹患するリスクの高い性感染症(STD)の患者も多く，疾患の知識やその対策，そして患者指導が必要である．

感染症病棟の代表的な輸入感染症

デング熱（4 類感染症）

感染対策：標準予防策
症状：発熱・点状出血皮疹・ターニケットサイン陽性（駆血帯で収縮期血圧と拡張期血圧の中間圧で5分間圧迫した後に 2.5cm^2 あたり20個以上の点状出血を認めると陽性）・嘔吐・頭痛・関節痛等
感染経路：ネッタイシマカによる媒介感染
ヒトーヒト感染：なし
生活指導：蚊に刺されないために皮膚の露出を避ける

E 型肝炎（4 類感染症）

感染対策：標準予防策・排泄介助時には接触予防策
症状：発熱・全身倦怠感・黄疸・褐色尿等
感染経路：経口感染(汚染された水や生獣肉の飲食等)
ヒトーヒト感染：あり
生活指導：食事前・排泄後の手洗いの徹底，生獣肉

の飲食を避ける

狂犬病（4類感染症）

感染対策：標準予防策
症状：咬傷部位周囲の知覚異常・頭痛・麻痺等
感染経路：イヌ・ネコ・キツネ等による咬傷
ヒト–ヒト感染：なし
生活指導：狂犬病流行地域（**表2**）でかまれた場合は
　　　　　直ちに流水と石けんで洗浄
医療機関を受診して狂犬病ワクチン接種

表2 》世界各地の狂犬病媒介動物

北米	コウモリ, アライグマ, イヌ, ネコ, スカンク, コヨーテ, キツネ
中南米	マングース, コウモリ, イヌ, ネコ
ヨーロッパ	キツネ, コウモリ, イヌ, ネコ
アフリカ	コウモリ, マングース, イヌ, ネコ, キツネ, ジャッカル
中東	イヌ, オオカミ, キツネ
アジア	イヌ, ネコ
オセアニア	コウモリ

腸チフス，パラチフス（3類感染症）

感染対策：標準予防策・排泄介助時には接触予防策
症状：発熱・下痢・バラ疹（小さなバラの花に似た発
　　　疹）・腎障害等
感染経路：経口・接触感染（汚染された水や食事の
　　　　　飲食等）
ヒト–ヒト感染：あり

生活指導：食事前や排泄後後の手洗いの徹底
　　　　　トイレの清掃

引用・参考文献

1)　厚生労働省：感染症指定医療機関の施設基準の手引き，健感発第
　　0303001号，平成16年3月3日
2)　忽那　聡：症例から学ぶ輸入感染症A to Z. 中外医学社, 2015
3)　国立国際医療研究センター編集：グローバル感染症マニュアル. 南江堂,
　　2015
4)　東京都新たな感染症対策委員会監修（東京都福祉保健局健康安全部
　　感染症対策課編ほか）：東京都感染症マニュアル2018. 2018
5)　NIID国立感染症研究所：日本の輸入デング熱症例の動向について,
　　2023年8月15日更新
　　https://www.niid.go.jp/niid/ja/dengue-imported.html より
　　2023年8月20日検索
6)　厚生労働省：（澤邉京子 国立感染症研究所 昆虫医科学部）資料1-3
　　今般，国内で発生したデング熱流行と媒介蚊対策について
　　https://www.mhlw.go.jp より2023年8月20日検索
7)　東京都立駒込病院：Ⅰ類感染症対応マニュアル

Memo

感染症病棟における感染対策

Memo

第9章

職業感染対策

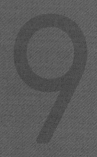

針刺し切創・体液曝露について

目的
* 針刺し切創・皮膚粘膜汚染対策について理解する
* HBV・HCV・HIV 曝露後の対応について理解する

針刺し切創・皮膚粘膜汚染対策の必要性

● 医療従事者は，日常的に血液・体液や，それらで汚染した鋭利器材を取り扱う機会が多い．針刺し切創などの経皮的曝露や，血液・体液が飛散して創傷のある皮膚および粘膜を汚染することにより，B型肝炎ウイルス (HBV)，C型肝炎ウイルス (HCV)，ヒト免疫不全ウイルス (HIV) などの血液媒介病原体による感染の危険がある(**表1**)．

表1 》 針刺し切創・皮膚粘膜汚染による感染リスク [1,2]

血液媒介病原体	感染リスク		
	経皮的曝露	皮膚粘膜汚染	咬傷
HBV※	HBe 抗原 (＋) の場合 22～31% HBe 抗原 (－) の場合 1～6%	◎	○
HCV	1.8% (範囲 0～7%)	○	△
HIV	0.3% (範囲 0.2～0.5%)	0.09% (範囲 0.006～0.5%)	△

※：被曝露者は HBs 抗体陰性の場合
◎：感染する可能性高い，○：感染率は低いが可能性あり，△：ごくまれに感染する

● 日本の医療機関における1年間に発生する針刺し切創は，100稼働床あたり6.2件と報告されており[3]，最新の針刺し切創サーベイランスでも6.8件/100稼働床である[4]．

● 世界では医療従事者の44.5％が，少なくとも1年間に1回は針刺しを経験していると推定され[5]，医療従事者の針刺しは日本だけでなく世界的な課題である．

● 針刺し切創などの血液・体液曝露は，当事者の「不注意」や「過失」ではなく，予防措置を講じなかったために発生した医療現場の「労働災害」として組織全体で取り組むべき課題であり，適切な予防策を講じる必要性がある．

針刺し切創・皮膚粘膜汚染対策のポイント

B型肝炎ワクチン

● B型肝炎はワクチン接種により抗体を獲得することで予防可能である．患者の血液・体液に接触する可能性があるあらゆる職種を対象に接種することが強く推奨される[6,7]．

● B型肝炎ワクチンは3回接種（初回・1か月後・6か月後）を1シリーズとし，3回目接種4〜8週後にHBs抗体を測定する．
  ・HBs抗体が10mIU/mL以上であればHBVに対する抗体陽性と判断する．
  ・HBs抗体が10mIU/mL未満の場合は，2シリーズ目の接種が推奨される[7]．

● HBs抗体獲得後は，定期的なHBs抗体検査や

10mIU/mL 未満に低下した場合の追加接種は推奨されていない[7].

自施設の対策を記載

標準予防策

● 血液・体液や，それらで汚染した鋭利器材を取り扱う時は，標準予防策の考え方[※]に基づいて，手袋・マスク・ガウン/エプロン・目の保護具などの個人防護具（PPE）を使用する．

※標準予防策（SP）では，"あらゆるヒトの血液，体液，分泌物，汗以外の排泄物，創傷のある皮膚，粘膜には感染性がある"と考えて取り扱う．

● 皮膚粘膜曝露では，目とその周辺粘膜の汚染報告が多い[4]．血液，体液が飛散する可能性がある場合は，ゴーグルなどの目の保護具を他のPPEとともに使用する．

・矯正用眼鏡は上下および側面に隙間があるため，血液などの飛散から目と周辺の粘膜を守るには十分ではない．

自施設の対策を記載

安全器材

● 針刺し切創防止には，可能な限り安全器材を用いる．

● 安全器材とは，「体液の採取，動静脈血管の穿刺，薬剤などの投与を目的に用いられる，安全機能が組み込まれた針以外の鋭利物または針」と定義され[8]，翼状針，静脈留置針，透析用針，血糖測定用微量採血のための穿刺器具，ヒューバー針，縫合針など，さまざまな種類の針がある．

● 安全器材であっても，正しい安全装置作動方法を理解しないまま使用すると針刺しすることがあるため，製品ごとに正しい使用方法を習得して実践する．

自施設の対策を記載

鋭利器材廃棄容器

● 針などの鋭利器材使用時は，必ず耐貫通性で液漏れしない専用廃棄容器を携帯し，使用後はリキャップせずに使用者自身がその場で廃棄する．

● 膿盆やトレーなどに一時的に置いたり，使用者以外の者が片付けたりすることは，針刺し切創を起こす原因となる．

● 原則，注射器と針は分離せずに廃棄し，廃棄容器は容量の80%程度を目安に新しいものに交換する．

手術室の対策

- 手術室では鋭利器材を使用し観血的治療が行われるため，針刺し切創・皮膚粘膜汚染リスクの高い部署のひとつである．手術室における針刺し切創・皮膚粘膜汚染報告は，総報告数の約20～30%を占める[4]．

- 手術室では他部署でも使用する安全器材に加え，安全装置付きメスを使用したり，縫合時は，鈍針と呼ばれる手袋を貫通しにくい縫合針やステープラーなどを用いたりする．

- 手術中に直接介助者が鋭利器材で負傷しないよう，使用済みの鋭利器材を安全に廃棄するための廃棄容器，耐貫通性のディスポーザブルニードルカウンター，メス刃の先端がむき出しにならない設計の保管トレーなども配備する．

- 手術器械の受け渡し時の針刺し切創予防には，術野にニュートラルゾーンと呼ばれる鋭利器材を一時的に置くためのエリアを設けて，手渡しによる受け渡しを行わない方法（ハンズフリーテクニック）がある．

- 術中の血液飛散は，術野周辺だけでなく広範囲に及ぶことがあるため，目の保護具は術者，直接介助者だけでなく，外回り看護師なども着用する．

....

....

....

曝露時の対応

受傷（汚染）直後の初期対応
••

● 針刺し切創・皮膚粘膜汚染時は以下の初期対応を
とる.

①直ちに行っている処置やケアなど中断して，石鹸
と流水で受傷(汚染)部位を洗浄する.
・受傷部位の血液の絞り出しや消毒による感染防
止効果を示す科学的根拠はない[1].

②曝露源患者のHBV, HCV, HIV感染状況を確認する.
・患者の感染状況が不明の場合は，患者に説明
し同意を得たうえで検査により確認する.
・患者からの同意が得られない，患者が特定でき
ない場合は，HBV, HCV, HIVへ曝露した場合
と同様の対応をとる.

自施設の対策を記載

....

....

....

HBV 曝露後対応

- HBVに曝露した場合の対応を**表2**に示す.
- 曝露後対応は速やかに行う.

表2 》 B型肝炎ウイルス曝露時の対応 [6]

曝露者の状態	曝露後検査		曝露後予防		ワクチン接種後の抗体検査※2
	曝露源患者のHBs抗原	曝露者のHBs抗体	HBIG※1	B型肝炎ワクチン	
3回（1シリーズ）以上のワクチン接種により, 抗体陽性（HBs抗体10mIU/mL以上）の記録がある	検査・処置は不要				
6回（2シリーズ）のワクチン接種後に抗体陰性（HBs抗体10mIU/mL未満）の記録がある	陽性／不明	不要※3	1か月間隔で2回接種	不要	不要
	陰性	検査・処置は必要			
3回（1シリーズ）のワクチン接種後の抗体不明	陽性／不明	<10mIU/mL※3	1回接種	2シリーズ目（3回接種）を開始	必要
	陰性	<10mIU/mL	不要		
	どんな結果でも	≧10mIU/mL	検査・処置の必要なし		
ワクチン未接種／不十分あるいは接種拒否	陽性／不明	不要※3	1回接種	接種完遂	必要
	陰性	不要	不要		

※1：HBIG は必要に応じて曝露後できるだけ速やかに筋肉内投与（0.06mL/kg）する. 曝露後7日以上経過してからHBIGを投与した場合の有効性は不明.

※2：ワクチンシリーズの3回目投与から1〜2か月後（かつHBIGの投与4〜6か月後）にHBs抗体検査を行い,10mIU/mL以上であるかを確認する.

※3：HBs抗体10mIU/mL未満, またはHBワクチン未接種／未完了で, 曝露源患者がHBs抗原陽性またはHBs抗原不明の場合,できるだけ速やかにHBV感染のベースライン検査を行い, 6か月後にフォローアップ検査を行う.

自施設の対策を記載

....
....
....
....
....
....

HCV 曝露後対応
....

1. HCVに曝露した場合は，曝露時点でHCV未感染であることを確認するため，曝露後48 時間以内にHCV 抗体を測定する．

2. 「HCV抗体陽性」の場合はHCV-RNA検査を行う．

3. 「HCV抗体陽性またはHCV-RNA 陽性」の場合，すでに感染している可能性あるので専門家にコンサルテーションを行う．

4. 「HCV抗体陰性あるいはHCV抗体が陽性かつHCV-RNA陰性」の場合，曝露した3〜6週後にHCV-RNAの再検査を行う．

5. 4の「HCV-RNA検査陰性」の場合，曝露した3〜6か月後にHCV抗体検査を行う．

6. 5の「HCV抗体陽性」の場合，HCV-RNA検査を行う．

7. 「HCV-RNA陽性あるいはHCV抗体陽転化」の場合，専門家にコンサルテーションを行う．

● 必要時は，肝機能検査も実施する．

針刺し切創・体液曝露について

HIV 曝露後対応

- HIVに曝露した場合は，できるだけ早期（曝露から予防内服までの時間はできるだけ短く）に，抗HIV薬の予防内服を開始する．予防内服開始にあたっては，感染確率，予防内服の有効性，副作用，他の薬剤との相互作用などについて説明を受ける．
- 曝露後フォローアップ検査は，曝露時直後（ベースライン），6週間後，12週間後，6か月後に行う[10]．

自施設の対策を記載

引用・参考文献

1) CDC：Updated U.S. Public Health Service Guidelines for the Management of Occupational Exposures to HBV, HCV, and HIV and Recommendations for Postexposure Prophylaxis. MMWR Recomm Rep 50 (RR-11)：1-52, 2001
http://www.cdc.gov/mmwr/PDF/rr/rr5011.pdfより2023年9月10日検索
2) Jagger J et al：Occupational transmission of hepatitis C virus. JAMA 288 (12)：1469, 2000
3) Yoshikawa T et al：Incidence rate of needlestick and sharps injuries in 67 Japanese hospitals: a national surveillance study. PLoS One 8 (10)：e77524, 2013
4) 職業感染制御研究会：エピネット日本版サーベイランス公開データ (2004-2020)
http://jrgoicp.umin.ac.jp/index_jes_reports.htmlより2023年9月10日検索

5) Bouya S et al : Global Prevalence and Device Related Causes of Needle stick Injuries among Healthcare Workers: A Systematic Review and Meta-Analysis. Ann Glob Health 86 (1) : 35, 2020

6) CDC : CDC Guidance for Evaluating Health-Care Personnel for Hepatitis B Virus Protection and for Administering Postexposure Management. MMWR Recomm Rep 62 (RR10) : 1-19, 2013
https://www.cdc.gov/mmwr/preview/mmwrhtml/rr6210a1. htmより2023年9月10日検索

7) 日本環境感染学会：医療関係者のためのワクチンガイドライン 第3版. 日本環境感染学会誌 35 (Suppl II), 2020

8) OSHA : Occupational Exposure to Bloodborne Pathogens; Needlestick and Other Sharps Injuries; Final Rule
https://www.osha.gov/laws-regs/federalregister/2001-01-18 より2023年9月10日検索

9) 國島広之ほか：職業感染制御委員会 〜医療機関におけるC型肝炎ウイルス曝露後検査の進め方〜. 日本環境感染学会誌 37 (1) : 31-32, 2022

10) HIV感染症および血友病におけるチーム医療の構築と医療水準の向上を目指した研究班：抗HIV治療ガイドライン（2023年3月）
https://hiv-guidelines.jp/index.htmより2023年9月10日検索

Memo

....

....

....

....

....

....

....

....

....

....

針刺し切創・体液曝露について

医療従事者に必要なワクチンについて

目的　＊医療従事者が獲得しておきたい免疫と必要なワクチン接種について理解する

医療従事者がワクチン接種することの意義

- 医療従事者のワクチン接種は，個人の免疫を高めるとともに，医療を提供する場において集団の免疫を高めることが目的である．
- これにより，医療従事者の健康保持だけでなく，医療従事者から易感染状態にある患者への感染を予防し，病院の経済的損失を防ぐことにもなる．

医療従事者が獲得しておきたい各種免疫とワクチン接種

- 自身と患者を守るために医療従事者が免疫を獲得しておきたい感染症には，B型肝炎，麻疹，風疹，水痘，流行性耳下腺炎，季節性インフルエンザ，新型コロナウイルス感染症（COVID-19）などがある．
- 医療従事者を含む医療施設で働く者は職種にかかわらず，これらの感染症に免疫のない者は，ワクチン接種により免疫を獲得することで，発症および重症化を防ぐことが可能である．

B 型肝炎ワクチン

- 前項「針刺し切創・体液曝露について」（p.337）参照．

麻疹・風疹・水痘・流行性耳下腺炎ワクチン

● 麻疹・風疹・水痘・流行性耳下腺炎はヒトからヒトへ伝播する.

● いずれも感染力が強く, 発症前からウイルスを排出するため, 気づかない間に医療施設内で感染が拡大する可能性がある(**表1**).

表1 》 麻疹・風疹・水痘・流行性耳下腺炎の特徴 [1,2]

	麻疹	風疹	水痘	流行性耳下腺炎
基本再生産数 (R_0)	12 ～ 18	6 ～ 7	8 ～ 10	4 ～ 7
主な感染経路	空気・飛沫感染	飛沫感染	空気・接触感染	飛沫感染
潜伏期間	10日(範囲 7 ～ 21日)	14 ～ 17日(範囲 14 ～ 21日)	14 ～ 16日(範囲 10 ～ 21日)	16 ～ 18日(範囲 12 ～ 25日)
感染性期間	発疹出現4日前から4日後	発疹出現1週間前から4日後	発疹出現1～2日前から痂皮化するまで(発疹出現から5日程度)	唾液:耳下腺腫脹7日前から9日後 尿:発症6日前から15日後 ※発症2日前から4日後は感染性が最大
*要2回の予防接種	EIA法(IgG) 2.0 未満	HI法 1:8 未満	EIA法(IgG) 2.0 未満	EIA法(IgG) 2.0 未満
*要1回の予防接種	EIA法(IgG) 2.0 以上 16.0 未満	HI法 1:8, 1:16	EIA法(IgG) 2.0 以上 4.0 未満	EIA法(IgG) 2.0 以上 4.0 未満
*予防接種不要	EIA法(IgG) 16.0 以上	HI法 1:32 以上	EIA法(IgG) 4.0 以上	EIA法(IgG) 4.0 以上

*詳しくは文献5を参照のこと

- 免疫がない場合は，就業（実習）前までにワクチン接種を行う．
- 1回のワクチン接種より90％以上の抗体獲得が期待されるが，一次性ワクチン不全（ワクチン接種により十分な免疫を獲得できない状態）や，二次性ワクチン不全（獲得した免疫が時間経過により減衰する状態）が生じることから，いずれのワクチンも1歳以上で2回の接種を完了しておく必要がある．2回目のワクチンは4週間以上空けて接種する．
- 麻疹・風疹・水痘・流行性耳下腺炎ワクチンは生ワクチンであるため，免疫抑制者，妊婦には禁忌とされている．また，接種後2か月は妊娠を避ける．

自施設の状況を記載

....

....

....

....

インフルエンザワクチン

- 季節性インフルエンザは主に冬季に流行し，主に咳，くしゃみ，会話などで生じる飛沫によりヒトからヒトへ伝播する．
- インフルエンザの潜伏期間は平均2日（範囲1〜4日）であり，感染性期間は成人では発症後3〜5日である[1]．
- インフルエンザワクチンにより，発症予防，合併

症予防，死亡率低下のほか，多くの人が接種することで集団免疫を高め，ハイリスク者の感染リスクを低減する．
- A型のインフルエンザウイルスは，ウイルス表面の蛋白質（抗原性）が毎年少しずつ変化することから，ワクチンは毎年接種する必要がある．
- インフルエンザワクチンは流行株と一致すれば予防効果は70〜90％とされる[3]．
- インフルエンザワクチン接種対象者には妊婦も含まれる．これは，妊娠中であっても不活化ワクチンで胎児への影響はないと考えられること，ワクチン接種による利益のほうが大きいことによる．
- インフルエンザワクチンの効果発現には，接種後2週間程度を要する．また，効果は約5か月持続するとされる．そのため，季節性インフルエンザの流行期（12月下旬〜翌年3月頃）を考慮して，インフルエンザワクチンの接種は11月下旬から12月上旬までに完了しておく．

自施設の状況を記載

新型コロナワクチン

- 2019年に発見された新型コロナウイルス（SARS-CoV-2）は，世界的な新型コロナウイルス感染症（COVID-19）流行を起こした．

- COVID-19は，主に飛沫，エアロゾルを介してヒトからヒトへ伝播する．

- これまで日本国内における潜伏期間は1〜14日間であり，曝露から5日程度で発症することが多かったが，オミクロン株では潜伏期が2〜3日間になり，発症までの期間が短くなっている[4]．

- 感染性期間は発症2日前から発症後7〜10日間程度までと考えられている[4]．

- 感染しても軽症あるいは無症状で経過する場合もある．

- 発症前から感染性があること，無症状者であってもウイルスが排出されることから，医療施設では飛沫やエアロゾル発生手技におけるマスクなどの個人防護具の使用とともに，自身と患者，同僚などを守るために，新型コロナワクチンを接種することが勧められている．

- 新型コロナワクチンには，mRNAワクチン，ウイルスベクターワクチンがあり，種類を問わず規定量を規定回数接種が推奨されている[5]．

Memo

自施設の状況を記載

....

....

....

....

引用・参考文献

1) Fine PE et al: Community immunity. Vaccines, 6th ed (Plotkin SA et al eds), p1395-1412, Elsevier, 2013
2) Heymann DL et al：Control of Communicable Diseases Manual, 19th ed, p109-116, p315-322, p402-408, p431-434, p529-534, American Public Health Association, 2008
3) Fiore AE et al：Prevention and Control of Influenza: Recommendations of the Advisory Committee on Immunization Practices (ACIP). MMWR Recomm Rep 57 (RR-7)：1-60, 2008 https://www.cdc.gov/mmwr/preview/mmwrhtml/rr5707a1. htmより2023年9月10日検索
4) 厚生労働省：新型コロナウイルス感染症 診療の手引き，第9.0版（令和4年度厚生労働行政推進調査事業費補助金　新興・再興感染症及び予防接種政策推進研究事業一類感染症等の患者発生時に備えた臨床的対応に関する研究），2023年2月 https://www.mhlw.go.jp/content/000936655.pdfより2023年9月10日検索
5) 日本環境感染学会：医療従事者のためのワクチンガイドライン，第3版追補版 新型コロナワクチン．日本環境感染学会誌 37（Suppl），2022

Memo

....

....

....

....

....

....

医療従事者に必要なワクチンについて

略語一覧

ADL	activities of daily living	日常生活動作
AMR	antimicrobial resistance	薬剤耐性
ARDS	acute respiratory distress syndrome	急性呼吸窮迫症候群
AS	antimicrobial stewardship	抗菌薬適正使用支援
ASA	American Society of Anesthesiologists	米国麻酔学会
ASP	antimicrobial stewardship program	抗菌薬適正使用支援プログラム
AST	antimicrobial stewardship team	抗菌薬適正使用支援チーム
ATP	adenosine triphosphate	アデノシン三リン酸
BCG	bacillus Calmette-Guérin	カルメット・ゲラン桿菌
BFE	bacterial filtration efficiency	細菌ろ過効率
BI	biological indicator	生物学的インジケータ
BLNAR	β-lactamase non-producing ampicillin-resistant *Haemophilus influenzae*	βラクタマーゼ非産生アンピシリン耐性インフルエンザ菌
BMI	body mass index	体格指数
CABSI	catheter-associated bloodstream infection	カテーテル関連血流感染
CAUTI	catheter-associated urinary tract infection	カテーテル関連尿路感染症
CBB	Coomassie brilliant blue	クマシーブリリアントブルー
CD	*Clostridioides difficile*	クロストリディオイデス・ディフィシル
CDC	Centers for Disease Control and Prevention	米国疾病管理予防センター
CDI	*Clostridioides difficile* infection	クロストリディオイデス・ディフィシル感染症
CEZ	cefazolin	セファゾリン
CFU	colony forming unit	コロニー形成単位
CHG	chlorhexidine gluconate	クロルヘキシジングルコン酸塩
CI	chemical indicator	化学的インジケータ
CLABSI	central line-associated bloodstream infection	中心静脈カテーテル関連血流感染
CMZ	cefmetazole	セフメタゾール
CNS	coagulase negative staphylococci	コアグラーゼ陰性ブドウ球菌（主に表皮ブドウ球菌）
COVID-19	coronavirus disease 2019	新型コロナウイルス感染症
CPE	carbapenemase-producing *Enterobacteriaceae*	カルバペネマーゼ産生腸内細菌目細菌
CRBSI	catheter-related bloodstream infection	カテーテル由来血流感染
CRE	carbapenem-resistant *Enterobacteriaceae*	カルバペネム耐性腸内細菌科細菌
CRP	C-reactive protein	C反応性蛋白
CRS	congenital rubella syndrome	先天性風疹症候群
CT	computed tomography	コンピュータ断層撮影法
CVC	central venous catheter	中心静脈カテーテル
ECMO	extracorporeal membrane oxygenation	体外式膜型人工肺
EIA	enzyme immunoassay	酵素免疫測定法，エンザイムイムノアッセイ
EOG	ethylene oxide gas	酸化エチレンガス
ERSM	event-related sterility maintenance	事象依存性無菌性維持
ESBL	extended spectrum beta (β)-lactamase	基質特異性拡張型βラクタマーゼ
FDA	Food and Drug Administration	米国食品医薬品局
FMOX	flomoxef	フロモキセフ
HBIG	human anti-HBs immunoglobulin	抗HBs人免疫グロブリン
HBV	hepatitis B virus	B型肝炎ウイルス
HCV	hepatitis C virus	C型肝炎ウイルス

HEPA	high efficiency particulate air filter	高性能微粒子エアフィルター
HI	hemagglutination inhibition	赤血球凝集抑制
HIV	human immunodeficiency virus	ヒト免疫不全ウイルス
HNFC	high-flow nasal cannula	高流量鼻カニューラ酸素療法
HSV	herpes simplex virus	単純ヘルペスウイルス
ICC	infection control committee	感染対策委員会
ICD	infection control doctor	感染制御医師
ICN	infection control nurse	感染制御看護師
ICT	infection control team	感染対策チーム
ICU	intensive care unit	集中治療室
IDSA	Infectious Diseases Society of America	米国感染症学会
IgG	immunoglobulin G	免疫グロブリンG
IGRA	interferon-gamma release assay	インターフェロンγ遊離検査
IHI	Institute for Healthcare Improvement	米国医療改善研究所
INH	isoniazid	イソニアジド
INS	Infusion Nurses Society	米国輸液看護協会
IQ	installation qualification	据付時適格性確認
ISO	International Organization for Standardization	国際標準化機構
JANIS	Japan Nosocomial Infections Surveillance	厚生労働省院内感染対策サーベイランス事業
JHAIS	Japanese Healthcare Associated Infections Surveillance	日本環境感染学会のサーベイランス事業
JIS	Japanese Industrial Standards	日本産業規格
LDR	labor-delivery-recovery room	陣痛・分娩・回復室
LTBI	latent tuberculosis infection	潜在性結核感染症
mCIM	modified carbapenem inactivation method	エムシム法
MDRA	multidrug-resistant *Acinetobacter* species	多剤耐性アシネトバクター
MDRP	multidrug-resistant *Pseudomonas aeruginosa*	多剤耐性緑膿菌
MDRTB	multidrug-resistant *Tuberculosis*	多剤耐性結核菌
MERS	Middle East respiratory syndrome	中東呼吸器症候群
MNZ	metronidazole	メトロニダゾール
MRI	magnetic resonance imaging	磁気共鳴画像法
mRNA	messenger ribonucleic acid	メッセンジャーRNA
MRSA	methicillin-resistant *Staphylococcu aureus*	メチシリン耐性黄色ブドウ球菌
MSSA	methicillin-susceptible *Staphylococcus aureus*	メチシリン感受性黄色ブドウ球菌
MTB	*Mycobacterium tuberculosis* complex	結核菌群
NDIR	non-dispersive infrared	非分散型赤外線
NDM-1	New Delhi metallo β-lactamase-1-producing bacteria	ニューデリー・メタロβ-ラクタマーゼ1産生菌
NGS	next generation sequencer	次世代シーケンサー
NHS	National Health Service	イギリス国営医療制度
NHSN	National Healthcare Safety Network	全米医療安全ネットワーク
NICU	neonatal intensive care unit	新生児集中治療室
NIOSH	National Institute for Occupational Safety and Health	米国労働安全衛生研究所
NIPPV	non-invasive positive pressure ventilation	非侵襲的陽圧換気
NPWT	negative pressure wound therapy	局所陰圧閉鎖療法
OPA	ortho-phthalaldehyde	オルトフタルアルデヒド
OQ	operational qualification	運転時適格性確認
PCR	polymerase chain reaction	ポリメラーゼ連鎖反応
PFE	particle filtration efficiency	微粒子ろ過効率
pH	potential hydrogen，power of hydrogen	水素イオン濃度

PICC	peripherally inserted central venous catheter	末梢挿入中心静脈カテーテル
POCT	point of care testing	迅速検査
PPE	personal protective equipment	個人防護具
ppm	parts per million	百万分率
PQ	performance qualification	稼働性能適格性確認
PRSP	penicillin-resistant *Streptococcus pneumoniae*	ペニシリン耐性肺炎球菌
qSOFA	Quick Sequential Organ Failure Assessment	
RASS	Richmond Agitation-Sedation Scale	リッチモンド興奮・鎮静スケール
RCT	randomized controlled trial	無作為化比較試験
RFP	rifampicin	リファンピシン
RI	radioisotope	放射性同位元素，ラジオアイソトープ
RNA	ribonucleic acid	リボ核酸
RO	reverse osmosis	逆浸透
rRNA	ribosomal ribonucleic acid	リボソーム RNA
RSV	respiratory syncytial virus	RS ウイルス
RT-PCR	reverse transcription polymerase chain reaction	逆転写ポリメラーゼ連鎖反応
SAL	sterility assurance level	無菌性保証水準
SARS	severe acute respiratory syndrome	重症急性呼吸器症候群
SARS-CoV-2	severe acute respiratory syndrome coronavirus 2	重症急性呼吸器症候群コロナウイルス2
SAT	spontaneous awakening trial	自発覚醒トライアル
SBT	spontaneous breathing trial	自発呼吸トライアル
SBT/ABPC	sulbactam/ampicillin	スルバクタム / アンピシリン
SHEA	Society for Healthcare Epidemiology of America	米国医療疫学学会
SOFA	Sequential Organ Failure Assessment	
SP	standard precautions	標準予防策
SSI	surgical site infection	手術部位感染
STD	sexual transmitted disease	性感染症
SVF	secondary vaccine failure	二次ワクチン無効
TASS	toxic anterior segment syndrome	中毒性前眼部症候群
TDM	therapeutic drug monitoring	治療薬物モニタリング
TPN	total parenteral nutrition	中心静脈栄養
UTI	urinary tract infection	尿路感染
VAC®療法	Vacuum Assisted Closure 療法	真空補助閉鎖療法
VAE	ventilator-associated event	人工呼吸器関連事象
VAP	ventilator-associated pneumonia	人工呼吸器関連肺炎
VFE	viral filtration efficiency	ウイルスろ過効率
VRE	vancomycin-resistant enterococci	バンコマイシン耐性腸球菌
VZV	varicella zoster virus	水痘・帯状疱疹ウイルス
WBC	white blood cell	白血球
WHO	World Health Organization	世界保健機関
XDRTB	extensively drug-resistant *Tuberculosis*	超多剤耐性結核菌

Index

連絡先一覧（内線/PHS）

急変時連絡先	
コードブルー	
RRS	

外線	
病院代表	
感染管理室	

病棟など	

感染管理ナースポケットブック

2024 年 5 月 28 日　　　初　版　第 1 刷発行

編　　集	吉田　理香
発 行 人	小袋　朋子
編 集 人	木下　和治
発 行 所	株式会社Gakken
	〒 141-8416 東京都品川区西五反田 2-11-8
印刷・製本	TOPPAN株式会社

●この本に関する各種お問い合わせ先
本の内容については，下記サイトのお問い合わせフォームよりお願いします．
https://www.corp-gakken.co.jp/contact/
在庫については　Tel 03-6431-1234 (営業)
不良品 (落丁，乱丁) については　Tel 0570-000577
　学研業務センター　〒 354-0045 埼玉県入間郡三芳町上富 279-1
上記以外のお問い合わせは　Tel 0570-056-710 (学研グループ総合案内)